Intervallfasten
Die 5:2 Diät für Berufstätige

Ralf Kabelitz

Impressum

Verantwortlich für den Inhalt:
Ralf Kabelitz
79650 Schopfheim
Schwarzwaldstrasse 1
ralf.kabelitz@gmx.de
www.onlyfood.de

Die geniale Entdeckung des Dr. Mosley

5 Tage normal essen, zwei Tage Diät halten

Die 5 zu 2 Methode zum nachhaltigen Abnehmen ist eine Diät, die tatsächlich langfristig funktioniert. Millionen Menschen haben es mittlerweile mit Erfolg ausprobiert und die Schar der Anhänger wird immer größer. Zu verdanken haben wir die Entdeckung Dr. Mosley, einem BBC Wissenschaftsjournalisten. Er hat das Intervallfasten zwar nicht erfunden, er hat es aber zumindest populär gemacht.

Er hatte auf seinen Studienreisen in Amerika mit vielen Kapazitäten der Anti-Aging und der Adipositas-Forschung lang bekannter Jungbrunnen für den Menschen. Es war schon seit Langem bekannt, dass das Fasten eine verjüngende Wirkung auf die menschlichen Zellen hat. Echtes Fasten, also der komplette Nahrungsverzicht für Tage oder Wochen, ist eine recht aufwendige Sache und sollte unter ärztlicher Aufsicht stattfinden. Normalerweise ist das in unserem hektischen Berufsalltag nur schwer zu integrieren. Fasten führt natürlich neben dem Anti-Aging-Effekt zu einer starken Gewichtsreduktion, das ist ja auch der Grund, warum die meisten Menschen fasten.

Die neuen Forschungsergebnisse zeigen, dass bei einer modifizierten Fastenvariante, nämlich einer stark eingeschränkten Kalorienzufuhr, gleich positive Effekte wie beim richtigen Fasten auftraten, z.B. eine Blutbildverbesserung, Zellerneuerung usw. Man unternahm Versuche und zog die Grenze der Kalorienzufuhr bei 500 kcal für Frauen und bei 600 kcal für Männer an den Fastentagen.

Die Idee dahinter: Man nimmt nur 25 % seines normalen Kalorienbedarfs zu sich. Dieser hängt jedoch stark vom eigenen Gewicht und der beruflichen Tätigkeit ab. Somit sind diese beiden Werte nur Näherungswerte und nicht in Stein gemeißelt. Aber immerhin hat Dr. Mosley damit ein praktikables System gefunden, welches es ermöglichte, Fasten in den Alltag einzubauen. Mit allen positiven Effekten, die damit verbunden sind: Gewichtsabnahme, Zellerneuerung, Verbesserung des Blutbildes, Senkung des Cholesterins usw.

Das wirklich geniale an dieser Abnehmmethode ist ihre Flexibilität. Nur zwei Tage Diät reichen aus und Sie können den Rest der Woche ganz normal Essen. Wer sich schon einmal monatelang mit anderen kalorienreduzierten Diäten herumgequält hat, wird sofort verstehen, welche Erleichterung das ist.

Über die Vorteile des Kurzfastens wurden schon ganze Doktorarbeiten geschrieben. Hier nur die wichtigsten Vorteile:

- Der gefürchtete Jo-Jo-Effekt aller Kalorienreduktionsdiäten entfällt.
- Sie müssen Ihre Ernährungsgewohnheiten nur an zwei Tagen umstellen. Die restlichen Tage essen Sie normal.
- Die Methode zeichnet sich durch hohe Flexibilität aus. Sie können die zwei Fastentage frei bestimmen, auch mal verlegen.
- Sie nehmen nicht nur ab, sondern verbessern auch Ihre Gesundheit.
- Sie müssen ihr Leben nicht auf den Kopf stellen.
- Es gibt keine Verbote.
- Die Diät ist individuell anpassbar.

- Wenn Sie meine Rezepte benutzen, müssen Sie auch keine Kalorien, Punkte oder sonst etwas zählen.
- Es besteht keine Gefahr der Mangelernährung durch eine einseitige Diät. Im Gegenteil, Sie werden schnell feststellen, dass Sie sich bald so gesund wie noch nie ernähren, ganz wie von selbst. Durch den kurzzeitigen Fastenzustand aktiviert Ihr Körper einige starke biologische Mechanismen der Selbstheilung.

Wie funktioniert die 5 zu 2 Methode?

An zwei Tagen in der Woche, die Sie frei festlegen können, essen Sie nur die oben angegebene Menge an Kalorien. Wie das genau aussieht, erfahren Sie im Rezeptteil. Wichtig ist, dass Sie zwischendurch nichts naschen, denn Sie sollen Ihren Stoffwechsel wirklich mal zur Ruhe kommen lassen. Zuckerfreie Getränke sind erlaubt, auch Kaffee und Tee. Ich habe Ihnen die Rezepte so zusammengestellt, wie es Dr. Mosley empfiehlt. Ein kleines Frühstück und ein Abend- oder Mittagessen, wie es für Sie am besten einzurichten ist. Sollte Sie zwischendurch doch einmal der Hunger plagen, hilft eine klare Gemüsesuppe. Meist geht es aber auch schon besser, wenn man einen Kräutertee zu sich nimmt. In der Praxis hat sich gezeigt, dass es besser ist, die zwei Fastentage nicht hintereinander zu nehmen, sondern mit etwas Abstand, also zum Beispiel Montag und Donnerstag.

Ich biete Ihnen einen Menübaukasten an. Suchen Sie sich ihr Lieblingsfrühstück aus und kombinieren Sie es mit einer Fastenmahlzeit von 300 für Frauen bzw. 400 kcal für Männer. Als Berufstätige oder Berufstätiger hat man ohnehin morgens nicht viel

Zeit. Deshalb sind meine Vorschläge einfach gehalten. Für Menschen, die überhaupt nicht gerne frühstücken, gibt es die Möglichkeit, sich mittags mit etwas Obst zu versorgen und abends auf meine Fasten-Menüs zurück zu greifen. Die 200 kcal, die dann zur Verfügung stehen, reichen für ungefähr zwei Stücke Obst (z.B. ein Apfel plus eine kleine Banane, Kiwi oder ähnliches).

Ihre Fastentage könnten konkret so aussehen:

Methode 1
Frühstück um 7:00 Uhr, Abendessen um 18:00 Uhr, Essenspause 19:00 Uhr bis 7:00 Uhr am nächsten Tag
Methode 2
Brunch oder Obst um 12:00 Uhr, Abendessen um 19:00 Uhr, Essenspause 20:00 Uhr bis 12:00 Uhr am nächsten Tag
Methode 3
8:00 Uhr Frühstück, 12:00 Uhr Fastenbrühe, 18:00 Uhr Abendessen, Essenspause 19:00 Uhr bis 8:00 Uhr am nächsten Tag

Hier noch ein paar kleine Tricks und Motivationshilfen gegen Hungerattacken:

- Gehen Sie, wenn möglich, kurz raus an die frische Luft.
- Zuckerfreie Kaugummis helfen.
- Wasser oder Kräutertee trinken.
- Denken Sie daran, dass Sie morgen wieder alles essen dürfen.
- Führen Sie ein Fastentagebuch
- Finden Sie Gleichgesinnte und tauschen Sie sich aus.
- Lesen Sie keine Kochbücher an den Fastentagen!

- Beschäftigen Sie sich mit den gesundheitlichen Vorteilen des Fastens
- Lenken Sie sich ab mit Hobbies oder Arbeit

Was dürfen Sie an Fastentagen essen?

Essen dürfen Sie natürlich alles, was Ihnen schmeckt. Aber es ist wenig hilfreich, den Tag mit z.B. einem Schokoladenriegel zu beginnen. Schon allein wegen der darauffolgenden Hungerattacken. Wir wollen versuchen unseren Blutzuckerspiegel zu beruhigen. Von daher empfehlen sich in erster Linie Gemüse und proteinreiche Lebensmittel, dazu ab und zu geringe Mengen Kohlenhydrate in Form von Vollkornprodukten.

Plus

+ Gemüse, Salate
+ Eier
+ Mageres Fleisch und Geflügel
+ Fisch und Meeresfrüchte
+ Beeren aller Art
+ Fettarme Milchprodukte
+ Mineralwasser
+ Obst in kleinen Mengen
+ Vollkornprodukte in kleinen Mengen
+ Nüsse in kleinen Mengen

Minus

- Zucker und zuckerhaltige Produkte
- Alkohol
- Getrocknete Früchte (z.B. Rosinen)
- Weißmehl-Produkte
- gesüßte Getränke

Gibt es Menschen für die diese Diät nicht geeignet ist?

Nicht geeignet ist diese Diät für Schwangere, für Diabetiker, für Kinder, für Kranke und für extrem Unter- oder Übergewichtige. Es ist ohnehin anzuraten bei jeder Ernährungsumstellung vorher mit Ihrem Arzt zu sprechen

.

Wie Sie die Rezepte individuell nutzen können

Ich haben das Buch unterteilt in 10 Frühstücksvorschläge mit 200 Kcal und Hauptgänge von 300 Kcal für Frauen und von 400 Kcal Rezepte für Männer. Berufstätige nehmen die Hauptgänge sinnvollerweise abends zu sich. Aber natürlich können Sie, egal welches Geschlecht Sie haben, alle Rezepte nutzen. Männer nehmen z.B. zu den 300 kcal Rezepten und dem 200 kcal Frühstück noch etwas Obst dazu (eine Banane, einen Apfel oder ähnliches).

Frauen können die 400 kcal Rezepte ebenfalls nutzen, indem sie die Fleisch- oder Fischmenge um ein Drittel reduzieren. Aber letztlich geht es nicht darum superexakt auf eine Kalorie genau abzuzählen. 10 oder 30 Kilokalorien mehr oder weniger werden den Fastenerfolg nicht infrage stellen. Wer mit nur zwei Gerichten am Tag nicht klarkommt, darf noch mittags eine heiße Fastenbrühe (Gemüse-, Hühner- oder Rinderbrühe) ohne Einlage trinken. Für diejenigen, die ohne Frühstück auskommen, ist es noch einfacher. Dann essen Sie mittags ein Gericht aus dem Frühstücksbaukasten (den Sie von Zuhause mitgenommen haben) und abends das Hauptgericht.

Ich persönlich esse an Fastentagen morgens Frühstück und abends eine Hauptmahlzeit. Falls ich es zwischendurch nicht aushalte, gibt es zum Mittag die erwähnte Hühnerbrühe mit Kräutern. Die kann man sich auch auf der Arbeit machen. Man braucht nur einen Wasserkocher und eine Tasse.

Noch ein Wort zum Gebrauch meiner Rezepte. Ich möchte meine Leser nicht langweilen und schreibe daher nicht bei jedem Rezept alle Selbstverständlichkeiten auf. Natürlich sollen Sie alle Gemüse vor dem Kochen waschen und rüsten, selbstverständlich müssen Schalotten und Knoblauch vorher geschält werden usw. Der Vorteil, so erhalten Sie von mir kurze, übersichtliche, verständliche Rezepte und ich habe weniger Arbeit. Also eine echte Win-Win-Situation.

In den Rezepten kommt oft Gemüse- oder Hühnerbrühe vor. Sie können fertige Brühe aus dem Glas verwenden oder Sie nehmen die entsprechende Menge Wasser mit Instantpulver.

Manchmal brauchen Sie für das Rezept aber auch das entsprechende Pulver und nicht die Flüssigkeit. Das ist dann im Rezept jeweils angegeben.

Die Abkürzungen:

TK=tiefgekühlt
TL=Teelöffel
EL=Esslöffel
g=Gramm
ml=Milliliter
dl=Deziliter
Msp=Messerspitze

Zu meiner Person

Ich bin Küchenmeister mit langjähriger Berufserfahrung, Ernährungsberater, Reiseschriftsteller, Foodfotograf und ausgesprochener Liebhaber von gutem Essen. Seit über 30 Jahren beschäftige ich mich schon mit dem Thema Ernährung. Schon aus beruflichen Gründen muss ich ziemlich häufig essen gehen. Meine Tätigkeit ist zurzeit überwiegend eine Sitzende, im Restaurant oder auch am PC. Die 5 zu 2 Methode von Dr. Mosley ist für mich ideal. Ich kann mehrere Tage in der Woche schlemmen und nehme aber dank der zwei Fastentage trotzdem ab. Durch die 5 zu 2 Methode habe ich in nur 8 Monaten 7 Kilo an Gewicht verloren. Davor hatte ich mit den verschieden Diäten Mühe, überhaupt etwas abzunehmen.

Der Menübaukasten

Wer berufstätig ist, hat nicht immer die Zeit und Muße sich lange um komplizierte Frühstückszubereitungen zu kümmern. Außerdem habe ich beobachtet, dass die meisten Menschen doch eher dazu neigen, beim Frühstück auf gewohnte Dinge zurückzugreifen. Dadurch entstand meine Idee des Menübaukastens.

Es braucht also gar nicht jeden Morgen ein neues Rezept. Fangen wir mit den Frühstücksrezepten an. Suchen Sie sich aus, was immer Ihnen gefällt und vor allem, was sich in Ihren beruflichen Alltag leicht integrieren lässt. Manche Rezepte sind auch für den Transport geeignet und können erst später auf der Arbeit verzehrt werden. Es ist allerdings gut, wenn zwischen Ihren zwei Mahlzeiten eine lange Pause liegt, optimal 12 Stunden. Übrigens: diese Fastenpause kann auch nach dem Abendessen bis zum nächsten Frühstück stattfinden.

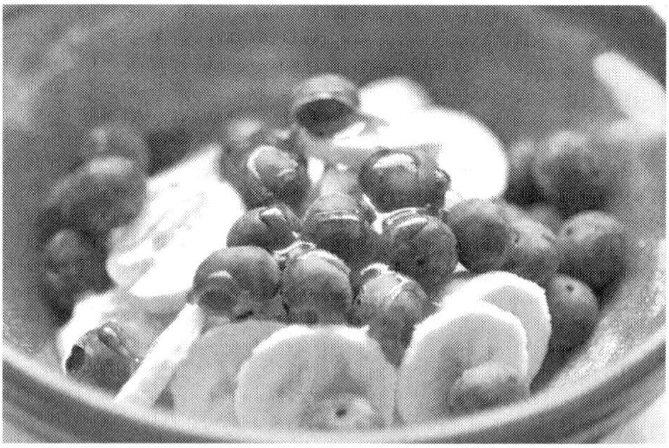

Hier sind meine Vorschläge für Ihr Frühstück.

Frühstück Variante 1

1 Scheibe Vollkornbrot
1 gekochtes Ei
1 EL Frischkäse light
186 kcal

Frühstück Variante 2

1 Vollkornbrötchen
25 g Marmelade 70 % Fruchtanteil
30 g Magerquark
229 kcal

Frühstück Variante 3

1 Scheibe Vollkorntoast
1 Scheibe Lightkäse (z.B. Leerdamer leger)
1 EL Frischkäse light
zusätzlich: 100 g Himbeeren oder Erdbeeren
196 kcal

Frühstück Variante 4

125 g Fruchtsalat ohne Zucker
100 g Joghurt 1,5%
10 g Honig
212 kcal

Frühstück Variante 5

1 Weizenbrötchen
1 Scheibe Kochschinken
1 EL Frischkäse light
206 kcal

Frühstück Variante 6

100 g Magerquarkcreme
1 kleiner Apfel
80 g Erdbeeren oder Himbeeren
1 TL Honig
218 kcal

Frühstück Variante 7

½ Tasse Müsli ohne Trockenfrüchte (z.B. Seitenbacher Vollkornmüsli)
50 g Blaubeeren
100 g fettarmer Joghurt
bei Bedarf etwas Stevia Süßstoff
214 kcal

Frühstück Variante 8

Rührei aus 2 großen Eiern
Rapsöl zum Bepinseln der Pfanne
1 Scheibe Knäckebrot
1 TL gehackter Schnittlauch
Salz, Pfeffer
193 kcal

Frühstück Variante 9

35 g *Alnatura* Basis Frühstücksflocken oder feine Haferflocken
70 g heißes Wasser
1 TL Agavensirup oder Honig
100 g Apfel, Banane, Birne oder Beeren
206 kcal

Um ein Porridge herzustellen, die Frühstücksflocken mit dem Wasser übergießen, verrühren und 5 Minuten quellen lassen, mit Agavensirup süßen und mit dem feingeschnittenen Obst vermengen.

Frühstück Variante 10

1 Scheibe Vollkornknäckebrot
80 g magerer Hüttenkäse
4 Radieschen
1 Scheibe Kochschinken ohne Fett
extra: 1 Mandarine
202 kcal

Kalorienarme Fastenmahlzeiten, Rezepte ca. 300 kcal

Alle Rezepte sind für eine Person berechnet.
Bei den Mengenangaben handelt es sich immer um Rohgewichte, gebrauchsfertig vorbereitet.

Gebratene Hähnchenbrust mit Zucchini und Basmatinaturreis

304 kcal

125 g Hähnchenbrust
1 TL Olivenöl
1 Tomate
200 g Zucchini in Scheiben
1 Zweig Rosmarin
4 Blatt Salbei
30 g Naturreis
Salz, Pfeffer

Den Reis nach Packungsvorschrift kochen. Die Hähnchenbrust mit etwas Öl einpinseln, flachklopfen und mit Salz und Pfeffer würzen. In einer beschichteten Pfanne von jeder Seite mehrere Minuten braten lassen, warm stellen. Die Zucchini in Scheiben schneiden, die Tomate würfeln. Die Zucchini mit dem restlichen Olivenöl in einer beschichteten Pfanne anbraten, den gezupften Rosmarin, den Salbei und die Tomate dazugeben. 2 Esslöffel Wasser dazugeben und 5 Minuten zugedeckt dünsten lassen. Mit Salz und Pfeffer würzen.

Kichererbsen-Gemüseeintopf
316 kcal

200 g verschiedene Gemüse in Würfel geschnitten
(z.B. Paprika, Zucchini, Karotten, Kohlrabi, Lauch)
1 Tomate, gewürfelt
1 Schalotte, fein gewürfelt
1 TL Olivenöl
Prise Kreuzkümmel, gemahlen
¼ TL Paprikapulver, mild
1 EL Tomatenmark
200 ml Gemüsebrühe,
80 g Kichererbsen, (Konserve)
1 TL gehacktes Basilikum
1 EL geriebener Parmesankäse
Salz, Pfeffer

Die Gemüse mit der gehackten Schalotte in einem Topf mit dem Olivenöl anschwitzen. Die Tomate dazugeben. Mit Kreuzkümmel, Paprikapulver, Salz und Pfeffer würzen. Tomatenmark dazugeben und mit der Gemüsebrühe auffüllen. Mit Deckel 15 Minuten köcheln lassen. Die Kichererbsen und das Basilikum dazugeben. Zum Servieren mit Parmesankäse bestreuen.

Vegetarisches Chili con Tofu
299 kcal

200 g Paprika rot/gelb gemischt, gewürfelt
1 Schalotte, fein gewürfelt
50 g Karotte, gewürfelt
50 g Champignons
1 TL Olivenöl
1 EL Tomatenmark
100 g pürierte Tomaten, Konserve
100 ml Gemüsebrühe
1 Knoblauchzehe, gehackt
Prise Kreuzkümmel
Chilipulver, gemahlen
70 g Kidneybohnen (Konserve)
60 g Tofu, geräuchert
Salz, Pfeffer

Die Gemüse mit den Schalottenwürfeln in einem Topf mit dem Olivenöl anbraten. Das Tomatenmark und pürierte Tomaten dazugeben. Knoblauch und Kreuzkümmel dazugeben, mit Salz, Pfeffer und Chilipulver würzen. Die Gemüsebrühe hinzufügen und 10 Minuten köcheln lassen. Den Tofu in Würfel schneiden und mit den Bohnen in das Chili geben.

Italienische Minestrone mit weißen Bohnen

298 kcal

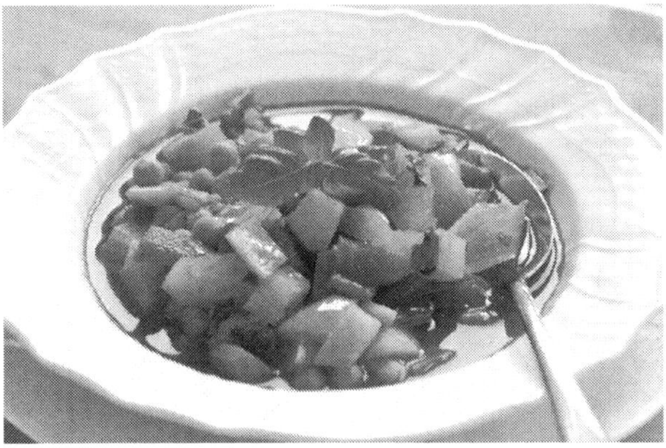

300 g verschiedene Gemüse, gewürfelt
(z.B. Brokkoli, Zucchini, Karotten, Kohlrabi, Lauch usw.)
50 g Kartoffeln, geschält, gewürfelt
1 Knoblauchzehe, zerdrückt
1 TL Olivenöl
1 EL Tomatenmark
200 ml Gemüsebrühe
1 Lorbeerblatt
60 g weiße Bohnen (Konserve)
1 Scheibe Schwarzwälder Schinken
1 TL Parmesankäse
Salz, Pfeffer

In einem Topf die Gemüse mit den Kartoffelwürfeln in dem Olivenöl anschwitzen. Knoblauch und Tomatenmark dazugeben. Mit der Gemüsebrühe auffüllen. Mit dem Lorbeerblatt etwa 20 Minuten köcheln lassen und Salz und Pfeffer abschmecken. Zum

Schluss die Bohnen darunterheben. Den Schinken fein würfeln und ebenfalls dazugeben. Mit dem Parmesankäse servieren.

Quinoa-Tomatensalat
Kcal 317

50 g Quinoa
200 g Zucchini
100 g Kirschtomaten
1 Frühlingszwiebel
2 EL gezupftes Basilikum
30 g Blattsalat
1 EL Olivenöl
Saft einer halben Zitrone
Salz, Pfeffer

Quinoa nach Packungsvorschrift kochen, abtropfen und abkühlen lassen. Die Zucchini in feine Scheiben schneiden. Die Kirschtomaten waschen und halbieren. Die Frühlingszwiebel fein schneiden. Mit dem Rest der Zutaten vermengen und mit Olivenöl und Zitronensaft anmachen. Mit Salz und Pfeffer würzen.

Roastbeef-Teller mit Frühlingssalat
307 kcal

35 g Frühlingssalatmischung (Schnittsalat)
150 g Tomaten, geviertelt
6 Blätter Basilikum
100 g Roastbeef-Aufschnitt
2 EL Joghurt 1,5 % Fett
Msp Senf
1TL Kapern
1 kleine Gewürzgurke
½ rote Zwiebel, in Streifen
Salz, Pfeffer
1 Scheibe Vollkorn-Toastbrot

Frühlingssalat mit Tomaten und Basilikum und den Roastbeef-Scheiben auf einem Teller anrichten. Joghurt mit dem Senf verrühren und mit Salz und Pfeffer würzen. Mit den Kapern, der Gewürzgurke und den Zwiebelstreifen garnieren. Den Salat mit der Joghurtsauce anmachen. Das Toastbrot dazu servieren.

Selleriepüree mit Spiegelei und gebratenen Kirschtomaten
299 kcal

300 g Sellerie, geschält, gewürfelt
40 g Sauerrahm 10 % Fett
2 Eier
100 g Kirschtomaten
1 TL Olivenöl
Oregano
Spritzer Zitronensaft
Salz, Pfeffer

Den Sellerie in Salzwasser mit etwas Zitronensaft garkochen. Aus dem Kochwasser nehmen und mit einem Pürierstab oder Mixer mit dem Sauerrahm und unter Umständen etwas Kochwasser fein pürieren. Mit Salz und Pfeffer abschmecken. Aus den Eiern Spiegeleier braten. Die Kirschtomaten halbieren und mit Olivenöl in einer Pfanne anbraten. Mit Salz, Pfeffer und Oregano würzen. Alles zusammen servieren.

Souflaki vom Schweinefilet mit Peperonatgemüse
328 kcal

120 g Schweinefilet
¼ TL Paprikapulver, edelsüß
¼ TL Anis, gemahlen
etwas Oregano
1 TL Zitronensaft
1 TL Olivenöl
200 g gemischte Paprika, gewürfelt
1 EL Zwiebel, gewürfelt
1 Knoblauchzehe, zerdrückt
1 TL Tomatenmark
50 ml Gemüsebrühe
Salz, Pfeffer

Das Schweinefilet in Würfel schneiden. Mit Salz, Pfeffer, Paprikapulver, Anis, Zitronensaft und Oregano würzen und auf zwei kleine Spieße stecken. Mit etwas Olivenöl einpinseln. Die Paprikawürfel mit den Zwiebelwürfeln in einer beschichteten Pfanne mit dem restlichen Olivenöl anbraten. Tomatenmark dazugeben und mit der Gemüsebrühe auffüllen. Den Knoblauch dazugeben und mit Salz und Pfeffer abschmecken. Die Souflaki in einer beschichteten Pfanne ohne weitere Zugabe von Olivenöl von allen Seiten einige Minuten gründlich braten lassen bis das Fleisch durch ist. Mit der Peperonata anrichten.

Marokkanische Gemüsepfanne mit Spiegelei
336 kcal

1TL Olivenöl
80 g Zucchini, in Scheiben
80 g rote Paprika, in Würfel
80 g gelbe Paprika, in Würfel
1 Schalotte, gewürfelt
1 Knoblauchzehe, gehackt
100 g gehackte Tomaten (Dose)
1 TL Tomatenmark
30 ml Gemüsebrühe
¼ TL Kreuzkümmel, gemahlen
¼ TL Chilipulver, mild
50 g Kichererbsen, abgetropft (Konserve)
2 Eier
Salz, Pfeffer

In einer beschichteten Pfanne das Olivenöl erhitzen. Die Gemüse mit den Schalottenwürfeln und dem Knoblauch hineingeben und anbraten. Die Tomaten, das Tomatenmark, die Gemüsebrühe dazugeben und mit Kreuzkümmel, Chilipulver, Salz und Pfeffer abschmecken. Mit einem Deckel abdecken und 10 Minuten dünsten lassen. Zum Schluss die Kichererbsen dazugeben. Alles in eine feuerfeste Auflaufform umfüllen.

Den Ofen auf 200 °C vorheizen. Die Eier aufschlagen und als Spiegeleier auf das Tomatenragout geben. Mit Alufolie abdecken und 10-15 Minuten im Ofen backen bis das Ei die gewünschte Konsistenz hat.

Putengeschnetzeltes mit Kohlrabispaghetti
312 kcal

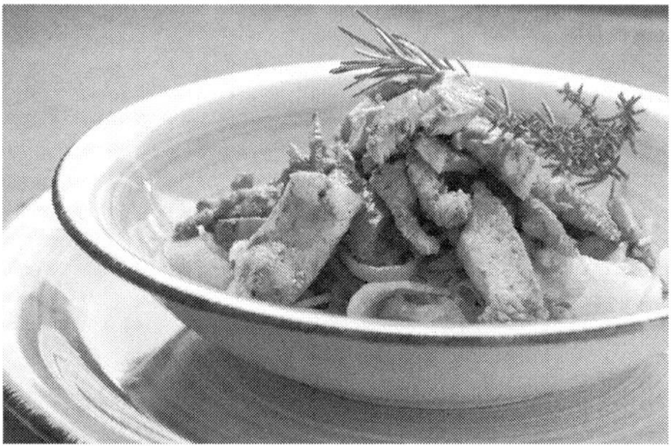

1 TL Olivenöl
125 g Putengeschnetzeltes
50 g Gemüsestreifen (z.B. Karotten, Sellerie, Paprika)
½ TL Paprikapulver, mild
1 EL Ajvar, mittelscharf (Paprikacreme)
1 Knoblauchzehe, gehackt oder durchgedrückt
80 ml Gemüsebrühe
1 TL Crème fraîche, Legere
150 g Kohlrabispaghetti oder Kohlrabinudeln (siehe Tipp unten)
1 TL gehackte Petersilie
Chilipuver nach Belieben
Salz, Pfeffer

In einer beschichteten Pfanne das Ölivenöl erhitzen und zuerst die Gemüsestreifen anbraten, dann das Putengeschnetzelte dazugeben und weiterbraten. Mit Salz, Pfeffer und Paprikapulver würzen. Das Ajvar und den Knoblauch dazugeben und mit der Gemüsebrühe ablöschen. Alles 5 Minuten dünsten lassen. Zum Schluss die Crème fraîche unterrühren.

Die Kohlrabispaghetti in Salzwasser kurz (20-30 Sekunden) kochen lassen, dann auf einem Sieb abtropfen und anschließend mit der Petersilie vermengen. Mit dem Putenragout auf einem Teller anrichten.

Tipp! Kohlrabispaghetti lassen sich am leichtesten mit einem Gemüse-Spiralschneider herstellen. In manchen Supermärkten gibt es Gemüsespaghetti auch fertig zu kaufen.

Lachskotelett á la Papilotte
325 kcal

150 g Lachskotelett
70 g Blattspinat, ohne Stiele
1 Schalotte
1 Knoblauchzehe, gehackt
1 Tomate
1 Zweig Basilikum
Spritzer Zitronensaft
1 TL Olivenöl
Salz, Pfeffer, Muskat
2 Blatt Butterbrotpapier 35x35 cm

Das Lachskotelett mit Salz und Pfeffer würzen. Den Blattspinat waschen und kurz in gesalzenem Wasser abkochen. Auf einem Sieb abtropfen lassen und anschließend grob hacken. Mit Salz, Pfeffer und Muskat würzen.

Die beiden Blätter Butterbrotpapier übereinanderlegen und das obere Blatt mit Olivenöl einpinseln. Den Spinat darauflegen. Dann den Fisch auf den Spinat legen. Die Tomate und die Schalotte hacken, mit dem Knoblauch und den Basilikumblättern auf den Fisch geben. Mit Zitronensaft beträufeln und mit Salz und Pfeffer würzen. Das restliche Olivenöl darüber träufeln Das Butterbrotpapier einschlagen und Seiten so eindrehen, dass eine verschlossene Tüte entsteht.

Den Ofen auf 200 °C vorheizen und das Paket auf dem Backblech 25 Minuten garen. Zum Servieren das Papilotte auf einen Teller legen und vorsichtig öffnen.

Tipp! Früher wurde dafür Alufolie benutzt. In Verbindung mit säurehaltigen Lebensmitteln ist dies jedoch nicht mehr zu empfehlen. Wenn Sie Alufolie verwenden möchten, den Zitronensaft bittr weglassen.

Nizzasalat mit gegrilltem Thunfisch
320 kcal

50 g Eisbergsalat oder Lattichsalat (Römischer Salat)
1 Ei, hartgekocht
50 g Zuckerschoten oder Keniabohnen
½ rote Paprikaschote, gewürfelt
¼ Salatgurke, gewürfelt
1 Tomate, gewürfelt
100 g frischer Thunfisch
1 TL Olivenöl
2 EL Caesar Salatdressing light (Fertigprodukt)
Salz, Pfeffer

Den Salat waschen und in grobe Stücke schneiden. Das Ei vierteln. Die Zuckerschoten in gesalzenem Wasser 20 Sekunden abkochen, in ein Sieb geben und kalt abspülen. Das Thunfischfilet mit Olivenöl einpinseln, mit Salz und Pfeffer würzen und in einer Grillpfanne (oder einer beschichteten Pfanne) kurz von jeder Seite grillen bzw. braten. Der Fisch darf innen noch etwas roh sein. Alles zusammen, inclusive der restlichen gewürfelten Gemüse auf einen Teller anrichten und mit dem Dressing beträufeln.

Huhn in Weißwein geschmort
298 kcal

125 g Hähnchenragout aus der Keule, ohne Haut und Knochen
1 TL Rapsöl
1 Karotte, geschält und in Stücke geschnitten
1 Schalotte, grob gehackt
100 g Sellerie, grob geschnitten
100 g Champignons, halbiert
1 Knoblauchzehe, gehackt
1 TL Mehl
100 ml Hühnerbrühe (aus dem Glas oder aus Pulver)
60 ml Weißwein
1 Lorbeerblatt
Salz, Pfeffer

In einem kleinen Topf das Öl erhitzen. Das Hähnchenfleisch mit Salz und Pfeffer würzen und von allen Seiten kräftig anbraten. Dann aus dem Topf nehmen. Nun die Gemüse mit dem Knoblauch in dem Topf anschwitzen und mit dem Mehl bestäuben. Mit Brühe und Weißwein auffüllen. Das Hähnchenfleisch und das Lorbeerblatt dazu legen und mit Deckel 30 Minuten schmoren lassen.

Tipp! Falls sie bei ihrem Metzger keine ausgelöste Hähnchenbrust bekommen, nehmen sie die Brust ohne Haut. Die Schmorzeit liegt dann nur bei 7 Minuten

Weißkohl mit Rinderhack
326 kcal

125 g Rinderhack, mager
1 Schalotte, gewürfelt
1 TL Rapsöl
250 g Weißkohl oder Spitzkohl, ohne Strunk
1 Tomate, gewürfelt
Prise Kümmel, ganz oder gemahlen
¼ EL Paprikapulver, edelsüß
¼ EL Cajun Gewürz (Ersatzweise: Curry)
100 ml Gemüsebrühe
1 TL Petersilie, gehackt
Salz, Pfeffer

In einer beschichteten Pfanne das Rapsöl erhitzen und das Hackfleisch mit den Schalotten darin anschwitzen. Den Weißkohl in 2 cm große Stücke schneiden und dazugeben, die Tomatenwürfel mit andünsten. Mit Salz, Pfeffer, Paprikapulver und Kümmel würzen. Mit der Gemüsebrühe ablöschen. Das ganze 20 Minuten dünsten, bis der Kohl weich ist: Eventuell noch etwas Wasser dazugeben. Nochmals mit Salz und Pfeffer abschmecken. Zum Schluss mit Petersilie bestreut servieren.

Putenbrustschnitzel mit Pfannengemüse
307 kcal

125 g Putenbrustschnitzel
1 TL Olivenöl
250 g Gemüsewürfel (Erbsen, Karotten, Broccoli, Sellerie) oder TK Gemüsemischung
100 ml Gemüsebrühe
1 EL Frischkäse light (z.B. Philadelphia Balance)
1 TL Schnittlauch, gehackt
Salz, Pfeffer

Die Putenbrustschnitzel mit wenig Olivenöl einpinseln und mit Salz und Pfeffer würzen. Das Gemüse in dem restlichen Olivenöl anbraten und mit Salz und Pfeffer würzen. Mit der Gemüsebrühe ablöschen und mit Deckel 10 Minuten dünsten lassen. Mit dem Frischkäse und dem Schnittlauch vermengen.
Die Putenbrustschnitzel in einer beschichteten Pfanne oder einer Grillpfanne kurz von beiden Seiten braten.

Grüne-Bohnen Eintopf
302 kcal

100 g Karotte
100 g Knollensellerie
160 g grüne Bohnen, frisch
1 Schalotte, gewürfelt
1 TL Olivenöl
100 g Tomaten, gewürfelt (Konserve)
2 TL Tomatenmark
1 Knoblauchzehe, zerdrückt
250 ml Hühnerbrühe
1 Zweig Bohnenkraut
80 g weiße Bohnen, abgetropft (Konserve)
Salz, Pfeffer

Karotten und Sellerie in Würfel schneiden. Von den grünen Bohnen die Enden abschneiden. Die Bohnen in 2 cm lange Stücke schneiden. In einem Topf das Olivenöl erhitzen und das Gemüse mit den Schalottenwürfeln darin anschwitzen. Tomatenmark, Dosentomaten und den Knoblauch dazugeben. Mit der Hühnerbrühe ablöschen. Das Bohnenkraut hinzufügen und alles 20-25 Minuten kochen lassen. Nun die weißen Bohnen dazugeben und kurz miterwärmen. Den Eintopf mit Salz und Pfeffer abschmecken.

Gebratener Seeteufel mit Linsencurry
327 kcal

125 g Seeteufel ohne Haut (Ersatz: Pangasiusfilet)
2 TL Rapsöl
1 Schalotte, gehackt
etwas frischer Ingwer, gerieben
1 Knoblauchzehe, durchgepresst
¼ TL gemahlener Kreuzkümmel
¼ TL gemahlene Kurkuma
Prise Chilipulver
50 g rosa Linsen
125 ml Gemüsebrühe
Salz, Pfeffer
glatte Petersilie, gehackt
Zitronensaft zum Abschmecken
1 EL Joghurt 1,5% Fett

Den Seeteufel mit Salz und Pfeffer würzen und mit etwas Rapsöl bepinseln. In einem Topf 1 TL Rapsöl erhitzen und die Schalottenwürfel und die Gewürze darin anschwitzen. Die Linsen dazugeben und mit der Brühe ablöschen. 15-20 Minuten kochen lassen, bis die Linsen weich sind.
In einer Pfanne den Seeteufel von jeder Seite einige Minuten braten lassen. Mit den Linsen und dem Joghurt servieren.

Rührei mit Schinken und Radieschen-Salat
290 kcal

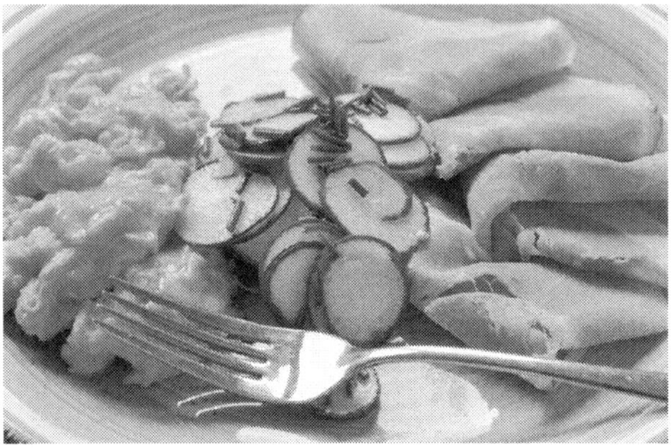

2 große Eier
½ TL Rapsöl
100 g Radieschen
1 TL Schnittlauch, geschnitten
50 g gekochter Schinken (mager)
Salz, Pfeffer

Die Eier verquirlen und mit Salz und Pfeffer würzen. Eine beschichtete Pfanne mit etwas Rapsöl auspinseln und das Ei unter ständigem Rühren stocken lassen. Die Radieschen in feine Scheiben schneiden und leicht salzen mit dem Schnittlauch bestreuen. Alles zusammen mit dem Schinken auf einem Teller anrichten.

Wildlachs auf Blattspinat
254 kcal

125g Wildlachs (z.B. „Costa Wildlachsfilets“ TK)
½ TL Rapsöl
250 g TK Blattspinat
1 Schalotte, in Würfel geschnitten
1 EL Crème fraîche, Legere
Salz, Pfeffer, Muskatpulver

Den Wildlachs mit etwas Rapsöl bepinseln und mit Salz und Pfeffer würzen. In einem Topf die Schalottenwürfel mit dem restlichen Rapsöl anschwitzen. Den Spinat dazugeben und einige Minuten dünsten lassen bis der Spinat vollständig aufgetaut ist. Crème fraîche darunter rühren und mit Salz und Muskat würzen. Den Lachs in einer beschichteten Pfanne von jeder Seite kurz anbraten.

Zusammen auf einem Teller anrichten.

Tipp! In diesem Rezept benutze ich Wildlachs, da er weniger Kalorien hat wie Zuchtlachs. Kalorienmäßig haben wir noch etwas Spielraum. Eine halbe Tasse gekochter Bulgur (20 g Rohgewicht) oder 100 g Pellkartoffeln dürfen Sie gerne noch dazu essen.

Gemüse-Bohnencurry mit Krevetten
284 kcal

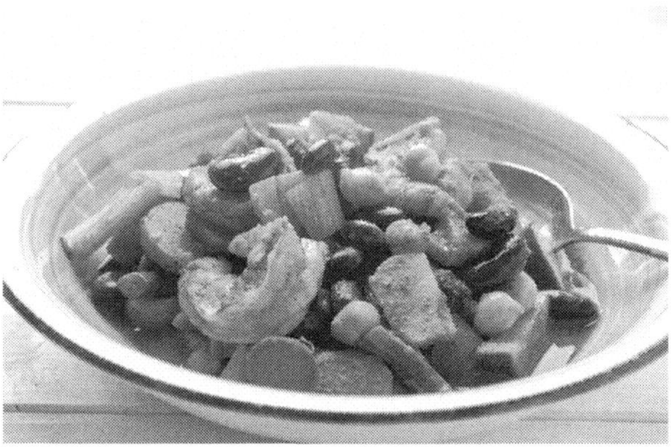

250 g frisches Gemüse nach Wahl (alternativ: TK-Wokgemüse)
1 Tomate, gewürfelt
1 Schalotte, gewürfelt
1 Knoblauchzehe, gehackt
1 TL Kokosöl (Ersatz: Rapsöl)
1 TL Currypulver
¼ TL Kreuzkümmel, ganz
100 ml Hühnerbrühe
50 g Weiße-, Rote Bohnen oder Kichererbsen (Konserve)
80 g Krevetten, roh
1 TL Tamarindenpaste, gebrauchsfertig (optional), Ersatz: Zitronensaft
1 EL Joghurt 3,5 % Fett
Salz, Pfeffer

Das Gemüse klein schneiden, in gleichmäßig große Stücke. In einer beschichteten Pfanne das Kokosöl erhitzen und die Schalottenwürfel mit dem Knoblauch und dem Gemüse anschwitzen. Die Tomatenwürfel dazugeben. Mit dem Currypulver bestäuben. Kreuzkümmel dazugeben und mit der Brühe ablöschen. Die Pfanne mit einem Deckel verschließen und das ganze so lange dünsten lassen, bis das Gemüse gar ist. Bei Bedarf nochmal etwas Wasser nachgießen. Die Krevetten mit Salz und Pfeffer würzen und in das heiße Curry legen. Mit den Bohnen bestreuen. Mit Deckel alles nochmals 5 Minuten dünsten lassen. Mit Tamarindenpaste, Salz und Pfeffer abschmecken. Zum Schluss den Joghurt darunter rühren und nicht mehr kochen lassen.

Rindfleisch-Gemüseeintopf
316 kcal

125 g gekochtes Rindfleisch, mager (vom Metzger)
200 g Suppengemüse (Sellerie, Karotte, Lauch)
100 g Blumenkohl
50 g Erbsen (TK)
300 ml Rindsbouillon
1 Lorbeerblatt
1 TL gehackte, glatte Petersilie
Salz, Pfeffer

Alle Gemüse in gleichmäßige Würfel schneiden. Die Rindsbouillon mit dem Lorbeerblatt aufkochen und die Gemüse dazugeben. Alles 10 Minuten kochen lassen. Das gekochte Rindfleisch würfeln und in die heiße Suppe legen. 2 Minuten ziehen lassen. Mit Salz und Pfeffer abschmecken. Mit gehackter Petersilie bestreut servieren.

Sojageschnetzeltes mit Champignons und Kohlrabigemüse
307 kcal

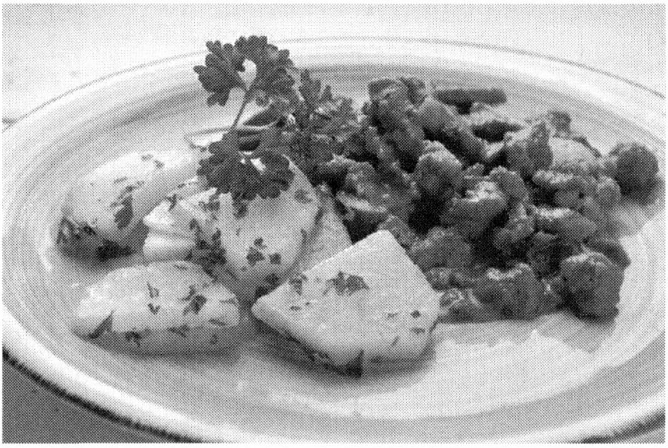

50 g getrocknetes Sojageschnetzeltes (im gut sortierten Supermarkt erhältlich)
150 ml Gemüsebrühe
½ TL Rapsöl
1 Schalotte, gewürfelt
100 g Champignons, in Scheiben geschnitten
1 EL Crème fraîche, Legere
1 Kohlrabi (150 g ohne Schale)
1 TL gehackte Petersilie
Salz, Pfeffer

Das Sojageschnetzelte in eine Schüssel geben. Die Brühe aufkochen und darüber gießen. 30 Minuten quellen lassen. Danach auf einem Sieb abtropfen lassen, die restliche Brühe auffangen. In einer beschichteten Pfanne das Rapsöl erhitzen und die Schalottenwürfel mit den Champignons anbraten. Mit etwas von der restlichen Brühe ablöschen, das Sojageschnetzelte dazu geben und 5

Minuten alles dünsten lassen. Zum Schluss mit Crème frâiche vermengen und mit Salz und Pfeffer abschmecken
Den Kohlrabi schälen und in gesalzenem Wasser garkochen. Mit dem Geschnetzelten anrichten. Zum Schluss mit Petersilie bestreuen.

Vietnamesischer Nudelsalat mit Garnelen
303 kcal

50 g dünne Reisnudeln
¼ Salatgurke
1 mittlere Karotte
2 Frühlingszwiebeln
20 g Sojasprossen
20 g Blattsalat
einige Minze- und Korianderblätter
80 g Partygarnelen (gegart)

Für die Sauce:
2 EL Reisessig
1 EL Fischsauce (Fertigprodukt)
25 ml Wasser
1 TL Zitronensaft
1 Knoblauchzehe, zerdrückt
2 Chilischoten, gehackt
Stevia Süßstoff

Die Reisnudeln nach Packungsvorschrift garen und abgetropft abkühlen lassen. Die Salatgurke und die Karotte in Streifen schneiden. Die Frühlingzwiebeln klein schneiden. Mit Sojasprossen, Blattsalat und Kräuter vermischen.
Die Zutaten für die Salatsauce verrühren und mit dem Salat und den Partygarnelen vermischen.

Broccoli-Blumenkohlauflauf

247 kcal

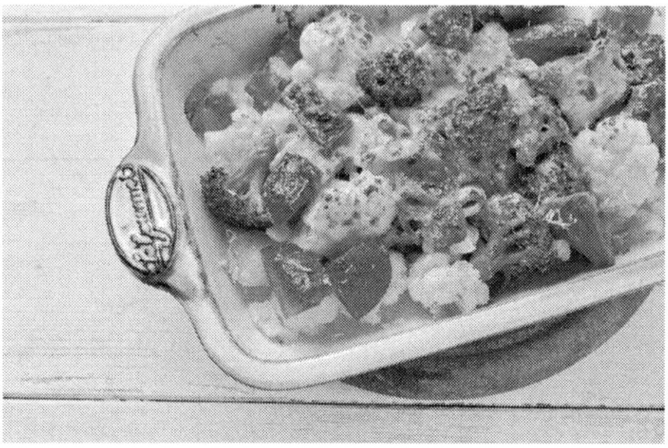

300 g Blumenkohlröschen
100 g Brokkoliröschen
150 ml Milch 1,5 % Fett
1 g Johannisbrotkernmehl (1 Messbecher), Reformhaus
(Ersatz: ½ TL Maizena)
½ TL Instant-Gemüsebrühe (Pulver)
MSP Muskat, gerieben
1 Scheibe gekochter Schinken
1 Tomate
1 EL Parmesankäse, gerieben
Salz, Pfeffer

In einem Topf mit gesalzenem Wasser, den Blumenkohl 10 Minuten kochen lassen. Den Brokkoli dazugeben und weitere 5 Minuten kochen lassen. Danach das Gemüse in einem Sieb abtropfen lassen. Die Milch mit dem Johannisbrotkernmehl verrühren und aufkochen lassen. Mit Gemüsebrühe-Pulver, Muskat, Salz und

Pfeffer würzen. Den Schinken in Streifen schneiden. Die Tomate würfeln. Alles in eine Auflaufform geben und mit der Sauce begießen. Zum Schluss den geriebenen Käse darüber streuen. Bei 250 °C im Ofen einige Minuten überbacken.

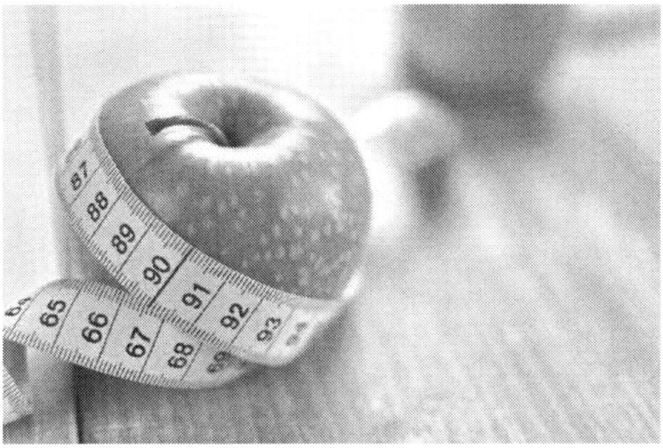

Bündner Gerstensuppe
314 kcal

1 TL Butter
125 g Suppengemüse (Sellerie, Lauch, Karotten), mittelfein gewürfelt
35 g Perlgraupen
½ kleine Zwiebel
500 ml Fleisch- oder Gemüsebrühe
1 Lorbeerblatt
1 Nelke
20 g Bündnerfleisch, in kleine Stücke geschnitten
1 EL Sahne
1 TL gehackter Schnittlauch
Salz, Pfeffer

In einem Topf die Butter erhitzen. Die Gemüsewürfel darin anschwitzen. Perlgraupen, Zwiebel, Lorbeer und Nelke dazugeben und mit der Brühe auffüllen. 30 Minuten köcheln lassen bis die Perlgraupen weich sind. Das Bündnerfleisch dazugeben und mit Salz und Pfeffer abschmecken. Zum Schluss die Sahne dazugeben und mit Schnittlauch bestreuen.

Tipp! Wenn Sie die Gemüsewürfel fein würfeln, schneiden Sie diese am schnellsten mit einem elektrischen Allzweck-Zerkleinerer (Küchenblitz oder Blitzhacker).

Bündnerfleisch mit Sellerie-Karottensalat
316 kcal

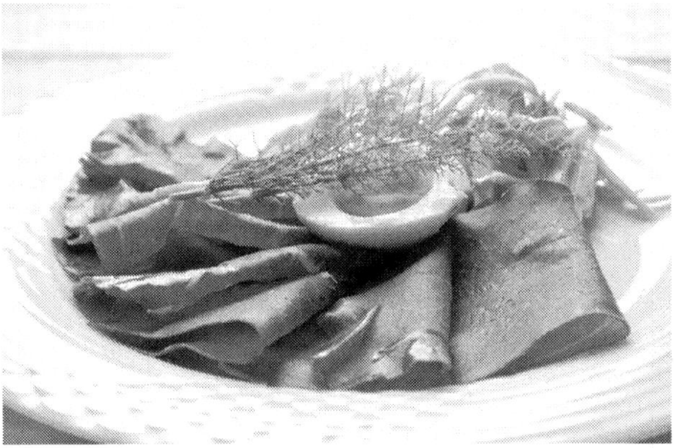

50 g Bündnerfleisch
120 g Selleriestreifen, fein
100 g Karottenstreifen, fein
40 g Apfelstreifen
1 EL Sauerrahm 10% Fett
etwas Zitronensaft
½ hartgekochtes Ei
1-2 eingelegte, kleine Gurken
Salz, Pfeffer

Die Selleriestreifen mit den Karottenstreifen und den Apfelstreifen vermischen. Mit Salz und Pfeffer würzen und mit dem Sauerrahm und dem Zitronensaft vermengen. Mit dem Bündnerfleisch, der eingelegten Gurke und dem hartgekochten Ei anrichten.

Tipp: Die Gemüsestreifen können Sie mit einer Rohkostraffel herstellen. Es gibt im Handel aber auch alle möglichen kleinen Küchenhelfer, mit denen das ebenfalls gut funktioniert. Hier ein Beispiel.

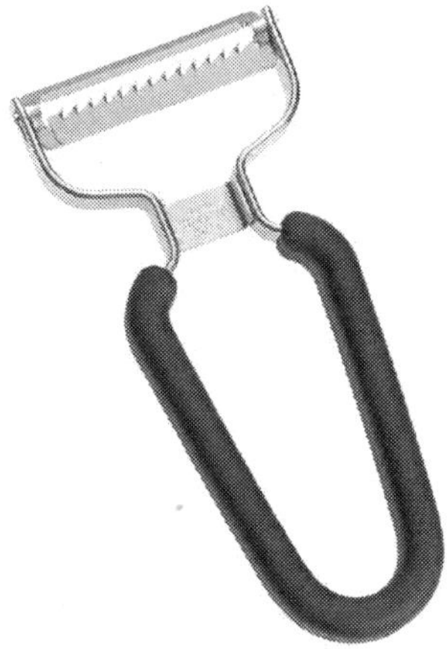

Sarah's Wrap mit Shrimps und Salat
322 kcal

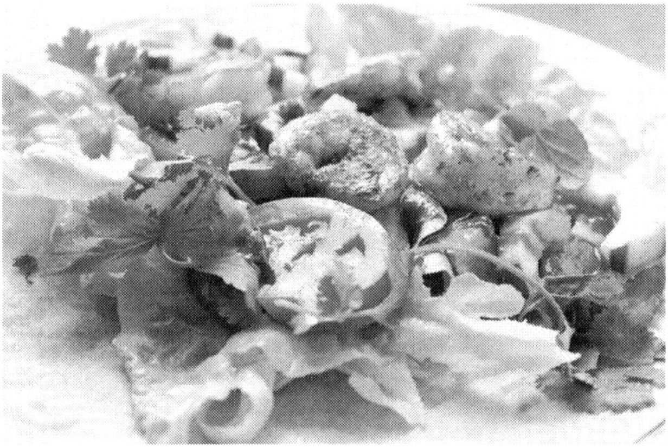

1 großen Mais-Weizenwrap (z.B. *Edeka* „Wraps")
30 g Blattsalat
1 Tomate, in 6 Scheiben geschnitten
100 g Partygarnelen, gegart
40 g Salatgurke, geschält, in Streifen geschnitten
1 EL Koriander- und Minzeblätter
Thai-Sauce Chili-Knoblauch
Salz, Pfeffer

Den Wrap zuerst mit dem Salat und anschließend mit den anderen Zutaten belegen. Zum Schluss mit der Thai-Sauce beträufeln und mit Salz und Pfeffer würzen, dann einrollen und in der Mitte halbieren.

Tipp! Funktioniert auch mit Feta light. (50g Feta light ergibt 25 kcal zusätzlich)

Gegrillter Thunfisch mit Pfannengemüse
298 kcal

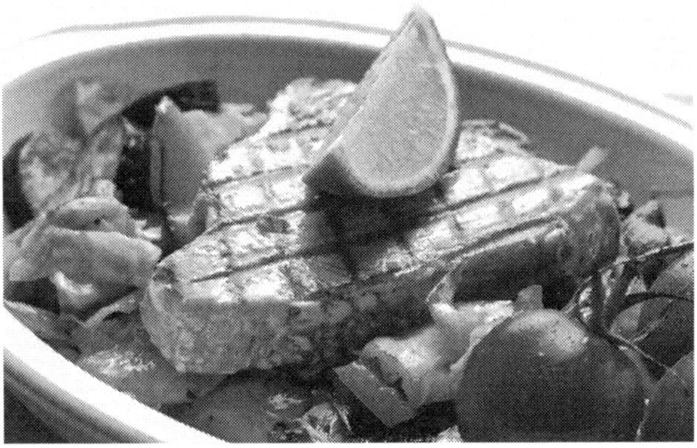

125 g Thunfischsteak
1 TL Olivenöl
350 g Gemüse (Zucchini, Aubergine, Paprika, Weisskohl)
1 EL Schalotte, gehackt
1 Knoblauchzehe, zerdrückt
1 Zweig Rosmarin
30 g Kirschtomaten, halbiert
1 EL Thai Chili-Knoblauchsauce (Sriracha)
½ Limone
Salz, Pfeffer

Das Thunfischsteak mit etwas Olivenöl einpinseln und mit Salz und Pfeffer würzen. In einer beschichteten Pfanne das restliche Olivenöl erhitzen und die Gemüse mit den Schalotten anbraten. Mit Salz und Pfeffer würzen. Knoblauch, Rosmarin und Kirschtomaten dazugeben und 7 Minuten mit Deckel bei mittlerer Temperatur weiterbraten. Bei Bedarf wenig Wasser dazugeben. Das

Thunfischsteak in einer Grillpfanne von jeder Seite eine Minute grillen. Mit der Chilisauce servieren. Nach Wunsch mit Limonensaft beträufeln.

Tipp! Sie können den Thunfisch auch in einer beschichteten Pfanne braten.

Konjak-Nudeln mit Thaigemüse
279 kcal

1 TL Rapsöl
300 g TK Thaigemüsemischung (z.B. von der Firma Frosta)
1 Tomate, gewürfelt
2 EL Sojasauce ohne Zucker (z.B. *Kikkoman*)
80 ml Gemüse- oder Hühnerbrühe aus Pulver
½ TL Wokgewürz oder Currypulver
100 g Konjak-Nudeln*
Salz

Eine beschichtete Pfanne mit dem Rapsöl auspinseln. Das Gemüse nach Packungsvorschrift darin garen. Die Tomatenwürfel dazugeben. Mit Sojasauce und Brühe auffüllen und mit Wokgewürz abschmecken. Die Konjak-Nudeln unter fließendem Wasser abspülen und abgetropft zu dem Gemüse geben und miterhitzen. Bei Bedarf mit Salz abschmecken.

Tipp! Mit zusätzlich 100 g gebratenen Hähnchenbruststreifen ergeben sich 366 kcal.

*Konjaknudeln erhalten Sie in jedem gut sortierten Supermarkt.

Konjak-Nudeln all' arrabiata
253 kcal

150 g Konjaknudeln
1 TL Olivenöl
250 g Tomaten, gehackt (Konserve)
1 Schalotte, gehackt
1 Knoblauchzehe,
200 g Paprikastreifen (rot, gelb, grün), gemischt
Prise Chilipulver
20 g Schinkenstreifen (optional)
1 EL Parmesankäse
Salz, Pfeffer

Die Nudeln unter fließendem Wasser abspülen. In einem Topf das Olivenöl erhitzen und die gehackte Schalotte darin anschwitzen. Die Knoblauchzehe durch eine Knoblauchpresse drücken und dazugeben. Die Paprikastreifen mit anschwitzen. Mit Chilipulver bestreuen und die gehackten Tomaten dazu geben, mit Salz und Pfeffer würzen.15 Minuten mit geschlossenem Deckel kochen lassen. Dann die Konjak-Nudeln und die Schinkenstreifen in die Sauce legen und 3 Minuten ziehen lassen. Servieren und mit Parmesankäse bestreuen.

Thai-Omelette
306 kcal

200 g ungewürztes Wok- oder Thai-Gemüse TK (z.B. von der Firma *Frosta*)
1 TL Olivenöl
2 große Eier
¼ TL Curry, scharf
3-4 Zweige Koriander mit Stängel
Salz, Sojasauce

Das Gemüse in einer beschichteten Pfanne in dem Olivenöl anbraten mit Salz und Curry würzen und nach Packungsvorschrift ohne weitere Flüssigkeitszugabe fertig garen. Die Eier mit etwas Salz aufschlagen. Den Koriander dazugeben. Die verquirlten Eier darüber gießen. Den Herd abschalten und die Pfanne mit einem Deckel verschließen. Das Ganze auf dem noch warmen Kochfeld 7 Minuten stocken lassen.

Tipp! Beim Servieren mit etwas Sojasauce beträufeln.

Türkischer Bulgursalat
310 kcal

1 Schalotte, fein gewürfelt
1 TL Olivenöl
35 g Bulgur
100 ml Gemüsebrühe
1 TL Tomatenmark
50 g Kirschtomaten
80 g Salatgurke
¼ Zitrone
¼ TL Ras el-Hanout (optinal) oder Currypulver
50 g Feta, zerbröselt
1 Stängel glatte Petersilie, gehackt

In einem Topf das Olivenöl erhitzen und die Schalottewürfel darin anschwitzen. Bulgur und Tomatenmark dazugeben und mit der Brühe ablöschen. 5 Minuten köcheln und dann mit Deckel 10 Minuten quellen lassen. Abkühlen lassen. Die Kirschtomaten halbieren, die Salatgurke würfeln und mit dem Bulgur vermengen. Mit Zitronensaft und dem Ras el-Hanout würzen. Feta dazugeben und mit der Petersilie bestreuen.

Gemüsepfanne Gyros Art
314 kcal

300 g Frisches Lieblingsgemüse, vorbereitet und geschnitten (Ersatz: *Frosta* Italien Mix TK oder Gemüsepfanne Toskana)
100 g Quorngeschnetzeltes* (erhältlich in gutsortierten *REWE*-Filialen)
1 TL Olivenöl
1 kleine Tomate, gewürfelt
½ TL Gyrosgewürz oder etwas Chilipulver
100 ml Gemüsebrühe
Salz, Pfeffer

Das Gemüse vorbereiten. In einer Pfanne das Olivenöl erhitzen. Das Quorn-Geschnetzelte mit Gyrosgewürz bestreuen und in der Pfanne mit dem Olivenöl anbraten, auf einen Teller um leeren und beiseitestellen. Nun die Gemüse und die Tomatenwürfel in die Pfanne und geben und kurz anschwitzen. Mit der Brühe ablöschen. Mit einem Deckel abdecken und das Gemüse 15 Minuten dünsten lassen. Zum Schluss das Quorn-Geschnetzelte hinzufügen und kurz wieder mit erwärmen. Mit Salz und Pfeffer abschmecken.

Tipp*! *Quorn* ist ein interessantes Produkt welches einer kalorienreduzierten Diät sehr entgegen kommt. Es wird aus fermentiertem Pilzprotein hergestellt. *Quorn* zeichnet sich besonders durch seine fleischähnliche Konsistenz aus. Es ist schon gebrauchsfertig mild gewürzt. Man kann ihm aber noch eine bestimmte Geschmacksrichtung geben, je nach Bedarf.

Kalorienarme Fastenmahlzeiten, Rezepte um 400 Kcal.

Rindshüftsteak mit grünen Bohnen
384 kcal

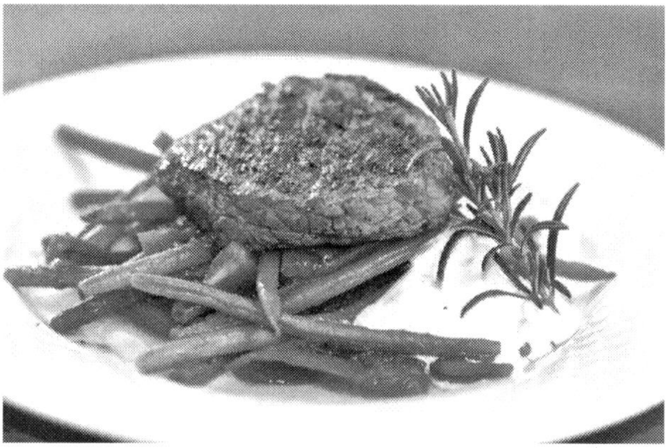

150 g Rindshüftsteak
150 g grüne Bohnen
1 Zweig Bohnenkraut (optional)
1 Tomate (100g)
1 Schalotte (30 g), gewürfelt
1 TL Olivenöl
25 g Quinoa
Salz, Pfeffer

Das Rindersteak mit etwas Olivenöl einpinseln und mit Salz und Pfeffer würzen. Die Bohnen vorbereiten und in Stücke schneiden. Von der Tomate den grünen Strunk entfernen und das Fruchtfleisch würfeln. In einem Topf 1 TL Olivenöl erhitzen und die Schalottenwürfel darin anschwitzen, die Bohnen und die Tomatenwürfel dazugeben. Mit Salz und Pfeffer würzen. Einige Löffel

Wasser dazugeben und die Bohnen mit Deckel gardünsten.
Quinoa nach Packungsvorschrift kochen.
Das Steak in einer beschichteten Pfanne nach Wunschgarpunkt braten.

Straußensteak mit karibischer Sauce
393 kcal

150 g Straußensteak
1 Frühlingszwiebel
50 g frische Aprikosen (Ersatz: Apfel)
10 g Agavensirup oder Honig
1 TL Rapsöl
1 TL Currypulver
50 g Tomaten, gehackt (Dose)
30 g Vollkornreis
Salz, Pfeffer

Den Vollkornreis nach Packungsvorschrift kochen. Das Straußensteak mit etwas Rapsöl bepinseln und mit Salz und Pfeffer würzen. Die Frühlingszwiebel klein schneiden und in dem restlichen Rapsöl anschwitzen. Die halbierten Aprikosen dazugeben und mit Currypulver bestäuben. Die Tomaten und den Agavensirup dazugeben und 5 Minuten dünsten. Das Steak in einer beschichteten Pfanne braten. Alles zusammen servieren.

Lammrücken mit Ratatouille-Gemüse

392 kcal

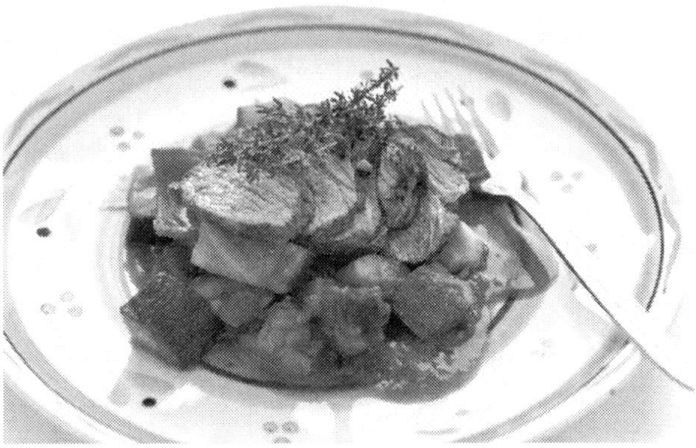

130 g Lammrücken ohne Fett und Knochen
1 TL Olivenöl
1 Schalotte, gehackt
100 g Zucchini
100 g rote Paprika
100 g Aubergine
1 Knoblauchzehe, gehackt
50 g Tomaten, gehackt (Dose)
1 Zweig Rosmarin
30 g Bulgur
Salz, Pfeffer

Den Lammrücken mit etwas Olivenöl einpinseln und mit Salz und Pfeffer würzen. Den Bulgur nach Packungsanweisung garen. Die verschiedenen Gemüse waschen und in Würfel schneiden. In einem Topf mit dem restlichen Öl anbraten, Tomaten, Rosmarin und Knoblauch dazugeben und abschmecken. Mit Deckel circa 20 Minuten kochen lassen. Zum Schluss das Lamm in einer beschichteten Pfanne rosa braten und mit dem Ratatouille servieren.

Schweinerückensteak italienische Art
394 kcal

150 g Schweinerückensteak oder zwei kleine Steaks á 75 g
4 Salbeiblätter
60 g weiße Bohnen (Konserve)
120 g Cocktailtomaten, halbiert
1 Handvoll Rucola
Chilipulver
Aceto Balsamico
1 EL Olivenöl
Salz, Pfeffer

Die Schweinerückensteaks mit etwas Olivenöl bepinseln und mit Salz und Pfeffer würzen. In einer beschichteten Pfanne von beiden Seiten gut braten bis die Steaks gar sind. Ganz zum Schluss den Salbei mit anbraten. Mit den Bohnen, den Cocktailtomaten und dem Rucola anrichten. Alles mit Salz, Pfeffer und Chilipulver würzen und mit etwas Aceto Balsamico und einem Teelöffel Olivenöl beträufelt servieren.

Grüner Spargel mit Eieromelett
372 kcal

250 g grüner Spargel
1 TL Olivenöl
2 Eier
2 EL fettarme Milch 1,5% Fett
50 g Hähnchenbrust-Aufschnitt
Salz, Pfeffer
Chiliflocken

Den Spargel am unteren Ende abschneiden und ein wenig schälen, dann 5 Minuten in gesalzenem Wasser kochen. Die Eier mit der Milch verquirlen und mit Salz, Pfeffer und Chiliflocken würzen. In einer beschichteten Pfanne das Öl erhitzen und die Eier hineingeben. Wenn die Masse gestockt ist, das Omelett umdrehen und fertig braten. Mit dem Hähnchenbrust-Aufschnitt und dem Spargel anrichten.

Spanische Tortilla
392 kcal

2 Eier (groß)
50 g Zucchinischeiben
50 g rote Paprika in Streifen
1 EL gehackte Zwiebel
3 Salbeiblätter
1 TL Olivenöl
1 Scheibe Gouda
Salz, Pfeffer

Die Eier aufschlagen und mit etwas Salz und Pfeffer würzen. In einer beschichteten Pfanne das Olivenöl erhitzen und die Zucchinischeiben und die Paprikastreifen anbraten. Nach einigen Minuten die Zwiebeln dazugeben und mit anschwitzen.
Mit Salz und Pfeffer würzen. Zum Schluss die Salbeiblätter kurz mitbraten. Nun die aufgeschlagenen Eier dazugeben. Den Käse in Stücke schneiden und auf der Ei-Masse verteilen. Den Herd abstellen und die Pfanne mit einem Deckel abdecken. 7 Minuten ziehen lassen. Die gestockte Tortilla auf einen Teller stürzen.

Putengulasch nach ungarischer Art
407 kcal

150 g Putenbrust in Würfel geschnitten
150 g Paprikastreifen (rot/gelb/grün gemischt)
1 EL Zwiebelwürfel
2 TL Rapsöl
1 TL Paprikapulver, edelsüß
60 ml Gemüsebrühe
1 EL Weißwein
50 g Sauerrahm 10% Fett
etwas Bio-Zitronenschale, fein abgerieben
Salz, Pfeffer

Die Putenbrust mit Salz und Pfeffer würzen und in einer beschichteten Pfanne mit einem Teelöffel Rapsöl von allen Seiten anbraten. Das Fleisch aus der Pfanne nehmen. Das restliche Rapsöl in der Pfanne erhitzen und die Paprikastreifen darin anbraten. Die Zwiebelwürfel dazugeben. Mit Paprikapulver bestäuben und mit der Gemüsebrühe und dem Weißwein ablöschen. Mit Deckel 5 Minuten dünsten lassen. Nun das Putenfleisch dazugeben und nochmals 5 Minuten mit Deckel dünsten. Zum Schluss die saure Sahne darunterziehen und die Zitronenschale dazugeben. Mit Salz und Pfeffer abschmecken.

Gemüse-Couscous-Pfanne
402 kcal

300 g Gemüsemischung, gewürfelt
(Karotten, Blumenkohl, Zucchini, Paprika, Sellerie, Kürbis oder ähnliches) oder TK Gemüsemischung
1 Tomate, gewürfelt
1 Frühlingszwiebel, gehackt
1 Knoblauchzehe. gehackt
1 TL Olivenöl
½ TL Paprikapulver, edelsüß
½ TL Currypulver
100 ml Gemüsebrühe aus dem Glas oder aus Pulver
35 g Couscous
Harissa-Gewürzpaste nach Geschmack
Salz, Pfeffer

In einer beschichteten Pfanne das Olivenöl erhitzen und die Gemüse darin anbraten. Die Frühlingszwiebel, die Tomate und den Knoblauch dazugeben. Mit Paprikapulver und Currypulver bestäuben. Die Gemüsebrühe dazugeben. Mit Salz, Pfeffer. Alles 10 Minuten mit Deckel bedeckt dünsten lassen. Dann das Couscous dazu geben, unterrühren und nochmals 5 Minuten ziehen lassen. Mit einer Gabel auflockern. Sofort servieren. Wer es gerne scharf mag, serviert dazu Harissa-Sauce (erhältlich in jedem gut sortierten Supermarkt).

Seelachsfilet auf Gemüse
402 kcal

300 g Suppengemüse (Lauch, Karotten, Sellerie), gewürfelt oder TK Suppengemüse
1 TL Olivenöl
50 ml Gemüsebrühe
3 EL Weißwein
40 ml *Cremefine* zum Kochen (von *Rama*)
150 g Seelachsfilet
½ EL gehackte, glatte Petersilie
¼ Zitrone

In einem Topf das Olivenöl erhitzen und das Gemüse darin anschwitzen, mit Salz und Pfeffer würzen. Mit Weißwein und Gemüsebrühe ablöschen und mit Deckel 10 Minuten dünsten. Cremefine dazugeben. Das Fischfilet mit Salz und Pfeffer würzen und auf das Gemüse legen. Das Ganze nochmals 5 Minuten mit Deckel dünsten. Zum Schluss alles mit der Petersilie bestreuen. Auf Wunsch mit Zitronensaft beträufeln.

Tipp! Das Gericht funktioniert auch mit Kabeljau oder Schellfisch

Thai-Kokossuppe mit Krevetten
389 kcal

1 Schalotte, gewürfelt
200 g Gemüse, gemischt (Brokkoli, Zuckerschoten, Karotten), gewürfelt
60 g Champignons
1 TL Rapsöl
1 TL rote Thai-Currypaste (Ersatz 1 TL Currypulver)
100 ml Kokosmilch, light
100 ml Gemüsebrühe
1 Msp Ingwer, gerieben
20 g Reisnudeln
50 g Party-Garnelen, gegart
1 TL Korianderblätter
Salz, Pfeffer

Die Champignons in Scheiben schneiden. In einem Topf das Öl erhitzen und die Gemüse mit den Schalottenwürfeln darin anschwitzen. Die Currypaste dazugeben und kurz miterhitzen. Mit Kokosmilch und Brühe ablöschen. Den Ingwer dazugeben. 10 Minuten leise kochen lassen, mit Salz und Pfeffer abschmecken. Die Reisnudeln nach Packungsvorschrift garen. Dann die Krevetten und die Reisnudeln in die Suppe legen. Kurz mit erhitzen. Wenn Sie mögen, alles mit frischen Korianderblättern bestreuen.

Japanische Nudelpfanne mit Krevetten und Huhn
390 kcal

50 g Hähnchenbrust, in Würfel geschnitten
30 g Krevetten
50 g Tagliatelle
2 TL Rapsöl
4 Stück Shitakepilze (Ersatz Champignons)
30 g Weißkohl, in Streifen
30 g Karotte, in Streifen
1 Frühlingszwiebel mit Grün, grob gehackt
50 g Tagliatelle
1 TL Rapsöl
3 EL *Kikkoman* Wok Sauce
4 EL Hühnerbrühe oder Wasser
Prise Wokgewürz
Salz, Pfeffer

Hähnchenbrust und Krevetten mit Salz und Pfeffer würzen. Die Tagliatelle nach Packungsvorschrift kochen und gut abtropfen lassen. In einem Wok oder einer großen Pfanne 1 EL Rapsöl erhitzen und die Hähnchenbrustwürfel anbraten, zum Schluss die Krevetten kurz mitbraten. Dann umfüllen und warm stellen. Nun die Gemüse mit den Pilzen im restlichen Öl anbraten. Die Nudeln dazugeben und mitanbraten.
Mit einer Prise Wok-Gewürz bestreuen und mit Wok-Sauce und Hühnerbrühe ablöschen. Nochmals mit Salz und Pfeffer abschmecken.

Kalbsleber mit Pfifferlingen auf Blumenkohlpüree
389 kcal

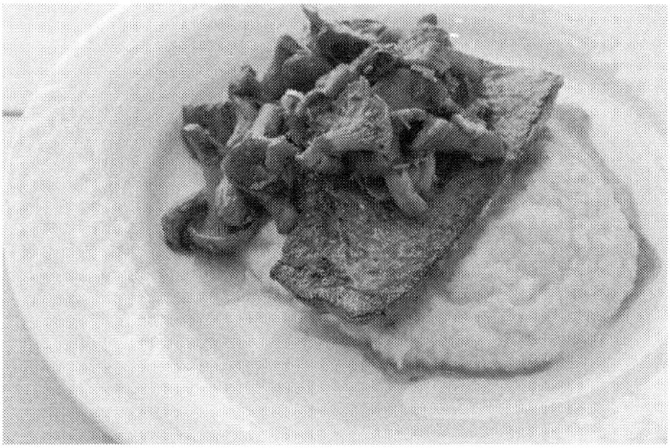

300 g Blumenkohlröschen
30 g Sauerrahm 10% Fett
100 g Kalbsleber (Ersatz: Geflügelleber)
½ TL Weizenmehl
1 TL Rapsöl
100 g Pfifferlinge (Ersatz: Austernpilze)
2 Blätter Salbei
1 TL Aceto Balsamico
Salz, Pfeffer

Den Blumenkohl in Salzwasser weichkochen. Mit einer Lochkelle aus dem Kochwasser nehmen und mit dem Sauerrahm mit Hilfe eines Stabmixers pürieren. Unter Umständen ein paar Esslöffel Kochwasser dazugeben bis sich eine cremige Konsistenz ergibt. In einer beschichteten Pfanne das Rapsöl erhitzen. Die Kalbsleber mit etwas Mehl bestäuben und im Fett von beiden Seiten anbraten, zum Schluss den Salbei mitbraten. Die Leber anschließend mit Salz und Pfeffer würzen. In der gleichen Pfanne die Pfifferlinge anbraten und mit Salz und Pfeffer abschmecken. Mit dem Püree anrichten und die Leber mit dem Aceto Balsamico beträufeln.

Rindfleisch aus dem Wok mit Gemüse
415 kcal

250 g Gemüsestreifen (z.B. Zuckerschoten, Paprika, Karotten) oder TK Wokgemüse
1 Schalotte, in Streifen
125 g Rindersteak (mager) oder Rinderfilet
¼ TL geriebener Ingwer
Prise Chiligranulat
2 EL Hoisinsauce oder eine andere Woksauce
1 EL Sojasauce
Saft einer halben Orange
2 TL Rapsöl
Prise Wokgewürz oder Chinagewürz
Salz, Pfeffer

Das Rindfleisch in Streifen schneiden und mit Salz und Pfeffer würzen. In einem Wok oder eine großen Pfanne 1 TL Rapsöl erhitzen und das Rindfleisch kurz anbraten, dann dieses auf einen Teller geben. Nun die Schalotte und das Gemüse mit dem restlichen Rapsöl anbraten. Nach etwa zwei Minuten den Ingwer, das Chiligranulat, die Hoisinsauce, die Sojasauce und den Orangensaft dazu geben. Alles 5 Minuten dünsten lassen. Die Fleischstreifen dazugeben, kurz aufkochen und alles mit Salz, Pfeffer und Wokgewürz abschmecken.

Tipp! Das Gericht kann auch zusätzlich mit etwas abgeriebener Bio-Orangenschale gewürzt werden.

Fischfrikadellen mit Gurkensalat und Pellkartoffeln
383 kcal

30 g feine Gemüsewürfel (Karotte, Fenchel, Lauch)
2 TL Rapsöl
50 g Lachsfilet, grätenfrei
75 g Zanderfilet (Ersatz: Schellfisch oder Kabeljau), grätenfrei
½ kleine Salatgurke
½ EL rote Zwiebel, gehackt
1 Zweig Dill, gehackt
120 g neue Kartoffeln mit Schale
Zitronensaft
30 g Kräuterquark
Salz, Pfeffer

Die Kartoffeln in Salzwasser garkochen, abgießen und warm stellen.
Die Gemüsewürfel in einer beschichteten Pfanne mit dem Rapsöl zwei Minuten anbraten. Zum Abkühlen beiseitestellen. Den Fisch würfeln, mit etwas Salz und Pfeffer und den abgekühlten Gemüsewürfeln in einem Blitzhacker kurz mixen. Zwei Frikadellen formen. Diese in einer beschichteten Pfanne mit dem restlichen Rapsöl von beiden Seiten jeweils 2 Minuten braten lassen. Die Salatgurke in feine Scheiben hobeln und mit Salz und Zitronensaft würzen. Mit gehacktem Dill vermengen und den Zwiebelwürfel bestreuen. Alles mit dem Kräuterquark auf einem Teller anrichten.

Zucchininudeln mit Sauce Bolognese
376 kcal

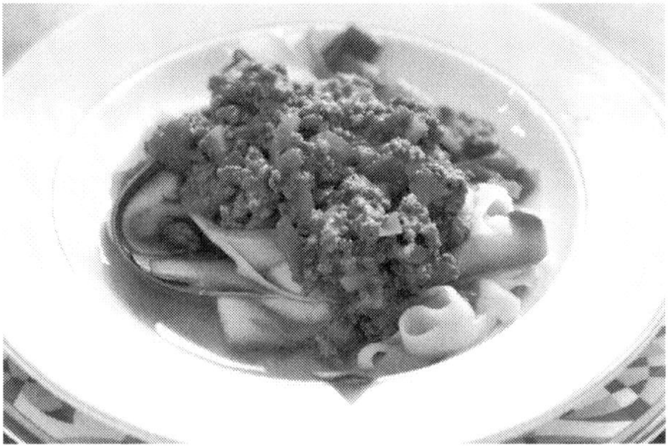

250 g Zucchini
125 g mageres Rinderhackfleisch
30 g Karottenwürfel
30 g Selleriewürfel
30 g Zwiebeln gehackt
1 TL Olivenöl
200 g gehackte Tomaten (Dose)
1 Knoblauchzehe, gehackt
Oregano, getrocknet
1 EL Parmesankäse
Salz, Pfeffer

Die Zucchini mit einem Gemüsespaghetti-Schneider in lange Bandnudelstreifen schneiden oder mit Hilfe eines Sparschälers die Zucchini in lange Streifen schneiden. In einem Topf einen Teelöffel Olivenöl erhitzen und das Gemüse mit den Zwiebeln darin anschwitzen, das Rinderhackfleisch dazugeben und kurz mit dünsten. Die Tomaten und den Knoblauch dazugeben. Mit Salz, Pfeffer und Oregano würzen und 20 Minuten köcheln lassen. In einem anderen Topf leicht gesalzenes Wasser aufkochen und die Zucchinistreifen darin 5 Sekunden blanchieren, danach auf einem Sieb abtropfen lassen. Mit der Sauce Bolognese und dem Parmesankäse servieren.

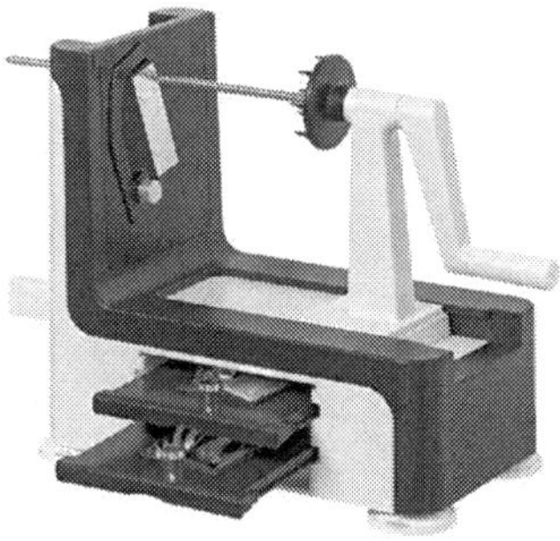

Rindspaillard mit Pilzfüllung auf Gemüsebett
386 kcal

130 g Rindspaillard (vom Metzger flach geklopftes Steak)
150 g Austernpilze
1 TL Zwiebel, gewürfelt
1 EL Philadelphia mit Kräutern
200 g TK Gemüsemischung (z.B. *Frosta Toscana Gemüse*)
1 TL Olivenöl
1 TL gehackte Petersilie
Salz, Pfeffer

Das Rindspaillard aus dem Kühlschrank nehmen, mit wenig Olivenöl einpinseln. Die Austernpilze in Streifen schneiden. Zunächst das Gemüse nach Packungsvorschrift garen und abschmecken, mit der Petersilie mischen. Nun Olivenöl in einer Pfanne erhitzen und die Pilze darin anbraten Die Zwiebelwürfel dazugeben und kurz weiterbraten. Mit dem Philadelphia Frischekäse vermengen, warm stellen. Die Pfanne säubern und erneut auf den Herd stellen. Das Rindspaillard kurz von beiden Seiten anbraten und anschließend mit Salz und Pfeffer würzen. Mit den noch heißen Pilzen belegen und einmal zusammenklappen. Mit dem Gemüse auf einem Teller anrichten.

Tipp! Rindspaillard selber herstellen: Ein normales Steak wie eine Tasche aufschneiden (Schmetterlingsschnitt wie für Cordon bleu), dann zwischen Frischhaltefolie etwas flachklopfen.

Seelachswürfel auf Chinakohlgemüse mit Kartoffelscheiben
392 kcal

150 g Chinakohl oder Pak-Choi
150 g Kartoffeln mit Schale
1 TL Rapsöl
125 g Seelachsfilet ohne Haut (oder Rotbarsch), gewürfelt
30 ml Gemüsebrühe
1 EL Sahne
2 Zweige frischer Dill
Salz, Pfeffer

Den Chinakohl waschen und in grobe Streifen schneiden. Die Kartoffeln in der Schale in Salzwasser garkochen. Danach schälen und in Scheiben schneiden, warm stellen. In einem Topf das Rapsöl erhitzen und den Chinakohl dazugeben und kurz anbraten. Mit Salz und Pfeffer würzen. Die Lachswürfel mit Salz und Pfeffer würzen und auf den Chinakohl legen. Die Gemüsebrühe und die Sahne dazugeben und mit Deckel alles 7 Minuten dünsten lassen. Mit den Kartoffelscheiben anrichten. Mit gehacktem Dill garnieren.

Wolfsbarschfilet mit sizilianischem Salat
374 kcal

120 g Wolfsbarschfilet mit Haut
50 g gemischter Blattsalat mit Rucola
100 g Fenchelknolle
1 kleine Bio-Orange
1 EL Aceto Balsamico Bianco
1 EL Olivenöl
Salz, Pfeffer

Das Wolfsbarschfilet mit Salz und Pfeffer würzen. Danach mit Olivenöl einpinseln. Den Salat waschen und abtropfen lassen. Die Fenchelknolle in sehr feine Streifen raffeln (nehmen Sie dafür eine Gurkenreibe). Von der Orange die Schale mit einem scharfen Messer abschneiden und das Fruchtfleisch in Stücke schneiden.

In einer beschichteten Pfanne oder einer Grillpfanne das Fischfilet ohne weitere Fettzugabe von jeder Seite anbraten. Das Fischfilet ist bereits nach 30 Sekunden fertig. Mit den Salaten auf einem Teller anrichten. Den Blattsalat mit Salz und Pfeffer würzen und mit dem Aceto Balsamico und dem restlichen Olivenöl beträufeln.

Omelette mit Pilzen und Zuckerschoten
388 kcal

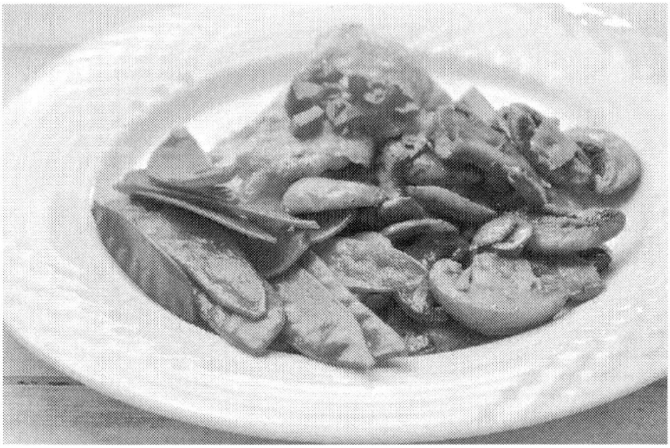

2 große Eier
150 g Champignons (oder eine andere Sorte Pilze)
1 Schalotte, gewürfelt
1 TL (25g) Schmand
100 g Zuckerschoten
2 TL Rapsöl
1 Scheibe Kochschinken
Salz, Pfeffer

Die Eier mit einem Schneebesen aufschlagen, mit Salz und Pfeffer würzen. Die Pilze waschen, abtropfen lassen und in Scheiben schneiden. In einer beschichteten Pfanne 1 TL Rapsöl erhitzen und die Champignons darin anbraten, die Schalotten-würfel dazugeben und mitdünsten. Mit Salz und Pfeffer abschmecken. Den Schmand unterrühren. Die Pilze warm stellen und die Pfanne auswischen.

In einem Topf gesalzenes Wasser aufkochen und die Zuckerschoten darin 2-3 Minuten kochen lassen, danach in einem Sieb abtropfen lassen.

Das restliche Rapsöl in der Pfanne erhitzen und die Eier hineingeben. Von einer Seite stocken lassen. Mit den Pilzen füllen und einschlagen. Mit den Zuckerschoten und der Scheibe Schinken zusammen auf einem Teller anrichten.

Saltimbocca vom Kalbsschnitzel mit Toskana-Gemüse
375 kcal

125 g Kalbsschnitzel, flachgeklopft
1 dünne Scheibe Parmaschinken
1 Salbeiblatt
1 TL Olivenöl
350 g TK Toskana-Gemüse (z.B. von *Frosta*)
Salz, Pfeffer

Das Kalbsschnitzel mit dem Schinken belegen und das Salbeiblatt mit einem Zahnstocher feststecken. Das Fleisch von der Rückseite mit Salz und Pfeffer würzen. Mit etwas Olivenöl einpinseln

Das Gemüse nach Packungsvorschrift garen. Eine beschichtete Pfanne erhitzen und das Saltimbocca von beiden Seiten kurz anbraten. Mit dem Gemüse servieren.

Tipp! Natürlich können Sie auch frisches Gemüse verwenden. Nehmen Sie Zucchini, Paprika, Karotten, Brokkoli und/oder Romanesco-Gemüse und kochen Sie es in gesalzenem Wasser.

Gebratenes Forellenfilet mit Erbsenpüree
396 kcal

100 g Forellenfilet mit Haut
4 Kirschtomaten, halbiert
1 TL Rapsöl
200 g feine Erbsen TK
1 EL Sauerrahm 10% Fett
½ TL gehackte Minze
Salz, Pfeffer

Das Forellenfilet mit Salz und Pfeffer würzen. Die Erbsen in gesalzenem Wasser 5 Minuten kochen, anschließend in einem Sieb abtropfen lassen. Erbsen und Sauerrahm mit einem Pürierstab mixen, mit Salz und Pfeffer abschmecken. Die gehackte Minze darunterheben.

In einer beschichteten Pfanne das Öl erhitzen und das Forellenfilet darin von beiden Seiten braten, die Kirschtomaten zum Schluss mit anbraten. Mit dem Erbsenpüree und den Kirschtomaten auf einem Teller anrichten.

Kasseler mit Ananas-Sauerkraut
412 kcal

125 g Kartoffeln mit Schale
1 Schalotte, gewürfelt
1 TL Butter (5 g)
125 g Kasselerfleisch, 2 Scheiben
250 g Weinsauerkraut (Dose), küchenfertig
100 g frische Ananas, in Stücke geschnitten
1 TL Senf
Salz

Die Kartoffeln in Salzwasser garkochen. Die Schalottenwürfel in einem Topf in der Butter anschwitzen. Das Weinsauerkraut und die Ananasstücke dazugeben. Das Kasselerfleisch darauflegen und abgedeckt 15 Minuten kochen lassen. Unter Umständen nochmals leicht mit Salz würzen. Die Pellkartoffeln schälen und mit dem Sauerkraut und dem Kasseler servieren. Wer mag, nimmt Senf zum Kasseler.

Wokgemüse mit Hähnchenbrust und Ingwer

360 kcal

130 g Hähnchenbrust ohne Haut
1 TL Rapsöl
300 g Wokgemüse TK oder frische Gemüsestreifen
¼ TL frisch geriebener Ingwer
1 EL Hoisinsauce oder Woksauce
1 EL Sojasauce
50 ml Hühnerbrühe
Prise Wokgewürz (optional)
Salz, Pfeffer

Die Hähnchenbrust in Würfel schneiden und mit Salz und Pfeffer würzen. In einer beschichteten Pfanne das Rapsöl erhitzen und die Hühnerbrustwürfel von allen Seiten etwa 3 Minuten anbraten bis diese durch sind. Aus der Pfanne nehmen und warm stellen. In der gleichen Pfanne nun das Wokgemüse nach Packungsvorschrift garen. Den Ingwer dazugeben. Mit Hoisinsauce, Sojasauce und Hühnerbrühe ablöschen und aufkochen lassen. Mit Wokgewürz, Salz und Pfeffer würzen. Die Hähnchenbrustwürfel darunterheben.

Rotbarschfilet auf Balsamico-Linsengemüse
409 kcal

60 g Teller-Linsen (am Vortag in kaltem Wasser eingeweicht)
1 Schalotte, gewürfelt
50 g Gemüse (Sellerie, Lauch, Karotten), fein gewürfelt
1 Tomate, gewürfelt
1 TL Rapsöl
125 g Rotbarschfilet
1 Lorbeerblatt
150 ml Gemüsebrühe
1 TL Aceto Balsamico
Salz, Pfeffer

In einem Topf das Öl erhitzen und die Gemüsewürfelchen mit den Schalotten und den Tomaten darin anschwitzen. Die abgetropften Linsen dazugeben und mit 150 ml Gemüsebrühe auffüllen, das Lorbeerblatt hineinlegen. Das Ganze 20 Minuten abgedeckt kochen lassen. Unter Umständen noch etwas Wasser dazugeben, die Linsen sollten nun weich sein und das Wasser weitgehend aufgesogen sein. Das Gemüsebrühe-Pulver und den Aceto Balsamico daruntermischen und alles mit Salz und Pfeffer abschmecken.

Die Linsen in eine kleine Auflaufform umfüllen. Das Fischfilet mit Salz und Pfeffer würzen und auf die Linsen legen. Im 180°C heißen Ofen 20 Minuten backen lassen.

Tipp! Feine Gemüsewürfel lassen sich am besten mit einem Küchenblitz herstellen. Schälen Sie die Gemüse und schneiden Sie diese dann in grobe Stücke. Geben sie alles in den Küchenblitz oder Multi-Zerkleinerer und mixen Sie das Gemüse so lange bis das gewünschte Ergebnis erreicht ist.

Linseneintopf mit Kürbis, Pilzen und geräuchertem Tofu
417 kcal

1 TL Olivenöl
80 g Hokkaido-Kürbis mit Schale, gewürfelt
100 g Gemüse (Sellerie, Lauch, Karotte), gewürfelt
1 Schalotte, fein gewürfelt
1 Tomate, gewürfelt
50 g Braune Linsen, über Nacht in kaltem Wasser eingeweicht
50 g Champignons, in Scheiben
200 ml Gemüsebrühe
Prise geräuchertes Paprikapulver, mild (optional)
Lorbeerblatt, Thymianzweig
50 g geräucherter Tofu, gewürfelt
Salz, Pfeffer

In einem Topf das Olivenöl erhitzen und die Gemüse, Schalotte und Tomatenwürfel darin anschwitzen. Die Linsen dazugeben. Paprikapulver, Lorbeerblatt, Thymianzweig hinzufügen und mit der Brühe auffüllen. 20 Minuten kochen lassen. Zum Schluss den Tofu hineinlegen und eine Minute miterhitzen. Alles mit Salz und Pfeffer abschmecken.

Tipp! Nur beim Hokkaido-Kürbis kann man die Schale mitkochen. Andere Kürbissorten müssen geschält werden.

Provenzalischer Fischtopf
406 kcal

200 g verschiedene helle, feste Fischfilets (z.B. Steinbeißer, Seeteufel, Seehecht, Pangasius, Kabeljau oder nur eine Sorte)
1 TL Olivenöl
250 g Gemüse(z.B. Zucchini, Paprika, Fenchel), gewürfelt
1 Schalotte, gewürfelt
1 Tomate, gewürfelt
50 g Tomaten, püriert (Konserve)
1 Knoblauchzehe, durch die Knoblauchpresse gedrückt
250 ml Gemüsebrühe
1 Lorbeerblatt
½ TL Paprikapulver mild
1 Teebeutel Kümmel/Anis/Fencheltee
Prise Chilipulver
Salz, Pfeffer

Die Fischfilets in Würfel schneiden und mit Salz und Pfeffer würzen. In einem Topf das Olivenöl erhitzen. Die Gemüse, die Schalottenwürfel und die Tomatenwürfel darin anschwitzen. Mit Tomatensaft und Gemüsebrühe aufgießen. Das Lorbeerblatt, Knoblauch und das Paprikapulver dazugeben und alles 10 Minuten kochen lassen. Zum Schluss die Fischwürfel und den Teebeutel hineingeben und insgesamt 7 Minuten mit Deckel sanft kochen lassen. Den Teebeutel entfernen. Die Suppe mit Salz, Pfeffer und Chilipulver abschmecken. Die Fischsuppe in einem tiefen Teller servieren.

Saiblingsfilet auf gedünstetem Grünkohl
398 kcal

125 g Saiblingsfilet (Ersatz: Forellenfilet)
250 g Grünkohl, gehackt TK
1 Schalotte, gehackt
1 TL Rapsöl
30 g Bulgur
200 ml Gemüsebrühe
Salz, Pfeffer

Das Saiblingsfilet mit etwas Rapsöl einpinseln und mit Salz und Pfeffer würzen. In einem Topf das restliche Öl erhitzen und die Schalottewürfel darin anschwitzen. Den Grünkohl dazugeben und mit 100 ml Gemüsebrühe ablöschen. 20 Minuten dünsten lassen. Den Bulgur nach Packungsvorschrift mit der restlichen Gemüsebrühe garen. Das Saiblingsfilet in einer beschichteten Pfanne von jeder Seite eine Minute braten und dann mit dem Grünkohl und dem Bulgur servieren.

Rindergulasch Stroganoff mit Petersilienwurzelpüree
384 kcal

250 g Petersilienwurzel, geschält
1 EL Sauerrahm 10% Fett (30 g)
150 g Rinderfilet oder zartes Rückensteak, in Würfel von 2 cm
1 TL Rapsöl
2 kleine, eingelegte Gurken
100 g rote Paprika, in Streifen
¼ TL Paprikapulver, mild
100 ml Kalbsfond
1 MSP Johannisbrotkernmehl (Ersatz: Speisestärke)
Salz, Pfeffer

Die Petersilienwurzel in Stücke schneiden und in gesalzenem Wasser garkochen. Mit dem Sauerrahm und einigen Esslöffeln von dem Kochwasser mit einem Mixsta t654nb oder einem Universal Zerkleinerer pürieren. Das Püree warm stellen.

Die Rinderfiletwürfel mit Salz und Pfeffer würzen und in einer beschichteten Pfanne mit dem Rapsöl von allen Seiten gut anbraten. Anschließend das Fleisch aus der Pfanne nehmen und beiseitestellen. Nun die Paprikastreifen in der Pfanne anbraten, die Gurken in Scheiben schneiden und dazugeben, mit dem Paprikapulver würzen. Mit dem Kalbsfond ablöschen. Alles aufkochen und mit dem Johannisbrotkernmehl binden. Das Fleisch wieder in die heiße Sauce legen und 5 Minuten ziehen lassen.
Mit dem Petersilienwurzelpüree servieren.

Gefüllte Hähnchenbrust mit Ofengemüse

391 kcal

120 g Hähnchenbrust
1 EL Ricotta
1 TL Parmesankäse
1 TL gehacktes Basilikum
300 g Gemüsemischung (Paprika, Zucchini, Aubergine)
1 EL Olivenöl
½ Zitrone
Salz, Pfeffer

In die Hähnchenbrust eine Tasche schneiden und mit Salz und Pfeffer würzen. Den Ricotta mit dem Parmesankäse und dem Basilikum vermengen, mit Salz und Pfeffer abschmecken. Die Brust damit füllen. Von außen mit etwas Olivenöl einpinseln. Die Gemüse waschen und in grobe Stücke schneiden. Mit Olivenöl vermengen und mit Salz und Pfeffer würzen. Gemüse auf ein mit Backtrennpapier ausgelegtes Backblech verteilen und bei 220°C - 25 Minuten im Ofen backen.

Die Hähnchenbrust in einer beschichteten Pfanne von jeder Seite einige Minuten bei mittlerer Hitze braten bis das Fleisch durch ist. Mit dem Gemüse servieren. Zum Schluss alles mit Zitronensaft beträufeln.

Entenbrustfilet Süß-Sauer
406 kcal

125 g Entenbrust-Innenfilets (Ersatzweise: Entenbrust ohne Haut)
1 TL Rapsöl
200 g Paprika in 2 cm große Würfel
1 Frühlingszwiebel mit Grün, geschnitten
50 g Salatgurke, geschält ohne Kerne, grob geschnitten
30 g Ketchup light (z.B. *Heinz 50%)*
70 ml Geflügelbrühe
50 g frische Ananas, geschnitten
1 TL Sojasauce
Spritzer Apfelessig
Salz, Pfeffer

Die Entenbrustfilets in 2 cm lange Stücke schneiden und mit Salz und Pfeffer würzen. Das Öl in einer beschichteten Pfanne erhitzen und die Entenbrustfiletstücke darin anbraten. Aus der Pfanne nehmen und beiseitestellen. Dann die Gemüse in der Pfanne anschwitzen. Ketchup dazugeben und mit der Gemüsebrühe auffüllen, 7 Minuten dünsten lassen. Die Ananas dazugeben und mit Sojasauce, Apfelessig, Salz und Pfeffer abschmecken. Das Fleisch in die Sauce legen, unterrühren und mit dem Reis servieren.

Tipp! Das Rezept funktioniert auch mit Hähnchenbrust, Schweinefilet oder Fisch. Die Gemüse, Schalotte und Gurke können Sie auch durch 300 g Wokgemüse aus der Tiefkühltruhe ersetzen.

Falafel mit mediterranem Gemüse und Korianderjoghurt
398 kcal

300 g Gemüse (Paprika, Zucchini, Aubergine, Broccoli) oder Ersatz: Gemüsemischung aus dem Tiefkühler.
1 TL Olivenöl
1 Tomate, gewürfelt
1 Zweig Rosmarin
4 Blatt Salbei
1 Knoblauchzehe, zerdrückt
¼ TL Paprikapulver
Prise Chilipulver
2 EL Tomatenpulpo (passierte Tomaten, Fertigprodukt)
50 ml Gemüsebrühe
80 g fertige Falafel (z.B. *Alnatura*)
80 g Joghurt 1,5 % Fett
1 TL gehackter Koriander
1 EL Zitronensaft
Salz, Pfeffer

Die Gemüse waschen, rüsten und in grobe Stücke schneiden. Das Olivenöl in einer beschichteten Pfanne erhitzen und die Gemüse darin anbraten. Mit Salz und Pfeffer würzen. Tomate, Gewürze und Kräuter dazugeben, mit der Gemüsebrühe und der Tomatenpulpo ablöschen, 10 Minuten dünsten lassen. Die Falafels nach Packungsvorschrift erwärmen. Den Joghurt mit dem Koriander mischen, mit Salz und Pfeffer abschmecken und zu dem Gericht servieren. Den Zitronensaft nach Belieben über das fertige Gericht träufeln.

Gemüsecurry mit Kokossauce und Basmatireis
396 kcal

30 g Basmati-Vollkornreis
1 TL Kokosöl (Ersatzweise: Rapsöl)
80 g Paprika, rot, gewürfelt
80 g Zucchini, gewürfelt
80 g Aubergine, gewürfelt
80 Brokkoli, in Röschen
80 g Karotten, geschält und in Scheiben geschnitten
1 Schalotte, gewürfelt
1 TL Currypulver, scharf
1 Prise Kreuzkümmel, ganz
80 ml Kokosmilch, fettarm
100 ml Hühnerbrühe
1 TL Tamarindenpüree (Ersatz: etwas Zitronensaft)
Salz

Den Basmatireis nach Packungsvorschrift kochen. In einer beschichteten Pfanne das Kokosöl erhitzen und die Gemüse mit den Schalottenwürfeln anbraten. Alles mit Salz, Kreuzkümmel und Currypulver würzen. Mit Kokosmilch und Hühnerbrühe ablöschen und 5 Minuten dünsten lassen. Mit Tamarindenpüree verfeinern. Mit dem Reis servieren.

Tipp! Die Gemüse können Sie auch ersetzen durch eine Gemüsemischung aus dem Tiefkühler.

Kürbis-Gemüseeintopf mit Kasseler

394 kcal

1 TL Butter
1 Schalotte, gewürfelt
170 g Hokkaido-Kürbis mit Schale, gewürfelt
100 g Zucchini, gewürfelt
80 g Kartoffel, gewürfelt
80 g Kassler, in Stücke geschnitten
200 g Geflügelbrühe
1 Lorbeerblatt
gehackte Petersilie
Salz, Pfeffer

In einem Topf die Butter erhitzen und die Schalottenwürfel darin anschwitzen. Die Gemüse und die Kartoffeln dazugeben, mit der Geflügelbrühe ablöschen, das Lorbeerblatt dazugeben und den Eintopf in 15-20 Minuten garkochen. In den letzten Minuten das Kasselerfleisch mitkochen. Den Eintopf mit Salz und Pfeffer abschmecken. Mit Petersilie bestreuen und servieren.

Quark-Gemüseplätzchen mit Schnittsalat
396 kcal

1 großes Ei
2 EL Haferkleie
1 EL Haferflocken, fein
80 g Topfen 20 % (trockener Quark)
60 g Tomaten, gewürfelt
100 g Zucchini, grob geraffelt (Röstiraffel)
¼ TL Currypulver
1 TL Petersilie, gehackt
35 g Schnittsalat
1 TL Aceto Balsamico Bianco
2 TL Olivenöl
1 EL Joghurt
Salz, Pfeffer

Das Ei schaumig aufschlagen. Mit Haferkleie, Haferflocken, Topfen, Zucchini, Tomatenwürfel, Currypulver und Petersilie vermengen. Mit Salz und Pfeffer abschmecken. Eine beschichtete Pfanne mit Olivenöl auspinseln und aus der Masse 3 Plätzchen backen. Den Schnittsalat mit Olivenöl und Aceto anmachen, Prise Salz darüber und anrichten. Den Joghurt dazu servieren.

Hähnchengeschnetzeltes mit Kokos-Thai-Gemüse
369 kcal

125 g Hähnchenbrust ohne Haut
350 g Asia Curry Gemüse mit Kokos TK (Firma *Frosta*)
1 TL Kokosöl oder Rapsöl
ein paar Korianderblätter (optional)
Salz, Pfeffer

Die Hähnchenbrust in Streifen schneiden und mit Salz und Pfeffer würzen. In einer beschichteten Pfanne das Öl erhitzen und die Hähnchenbruststreifen von allen Seiten anbraten. Aus der Pfanne nehmen und warm stellen. Das Asiagemüse nach Packungsvorschrift zubereiten. Das Geschnetzelte darunterheben und alles mit den Korianderblättern bestreuen.

Schellfisch auf Gemüsebett

391kcal

400 g Gemüse (Kohlrabi, Karotte, Sellerie), gewürfelt
1 TL Schalottenwürfel
1 Tomate, gewürfelt
1 TL Olivenöl
100 ml Gemüsebrühe
1 Lorbeerblatt
100 g Schellfischfilet
½ TL glatte Petersilie. gehackt
1 TL Sauerrahm 10% Fett
¼ Zitrone, Saft
Salz, Pfeffer

In einer kleinen beschichteten Pfanne das Olivenöl erhitzen und die Gemüse mit den Schalottenwürfel anschwitzen. Die Tomatenwürfel und das Lorbeerblatt dazugeben, mit Gemüsebrühe ablöschen. 7 Minuten mit Deckel dünsten lassen. Das Fischfilet mit Salz und Pfeffer würzen auf das Gemüse legen und bei geschlossenem Deckel 5 Minuten mitdünsten. Mit dem Sauerrahm servieren und mit Petersilie bestreuen. Mit dem Zitronensaft beträufeln.

Rinderfiletspieß mit Kürbispüree
401 kcal

350 g Hokkaido-Kürbis mit Schale, grob gewürfelt
30 g Sauerrahm 10% Fett
Prise Muskat
Prise Chilipulver
125 g Rinderfilet, in 2-3 cm Würfel geschnitten
80 g rote Paprika
40 g Zwiebel
1 TL Olivenöl
BBQ Gewürz oder Steakgewürz
Salz, Pfeffer

Den Kürbis in gesalzenem Wasser garkochen. Auf einem Sieb kurz abtropfen lassen. Mit Hilfe eines Mixstabs den Kürbis mit dem Sauerrahm pürieren. Mit Muskat, Chilipulver, Salz und Pfeffer würzen.
Die Paprika und die Zwiebel in 2 cm große Vierecke schneiden. Mit dem Rinderfilet auf einen Fleischspieß stecken. Den Spieß mit etwas Olivenöl einpinseln und mit BBQ-Gewürz, Salz und Pfeffer bestreuen. In einer beschichteten Pfanne den Spieß einige Minuten braten lassen. Er sollte noch innen rosa sein. Mit dem Kürbispüree servieren.

Konjak-Nudeln mit scharfer Thaisauce
408 kcal

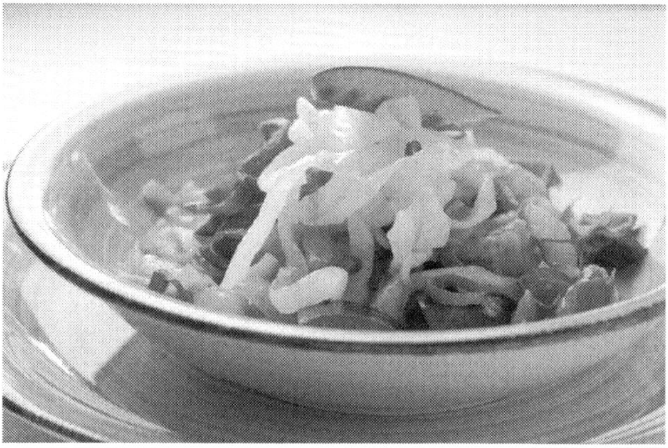

300 g Gemüse (z.B. Zucchini, Paprika, Aubergine, Weißkohl, Karotten oder Ersatz: TK Gemüse)
1 Schalotte, gewürfelt
1 TL Rapsöl
1 TL Currypulver, scharf oder Thaicurrypaste
100 ml Kokosmilch, fettreduziert
1 TL Gemüsebrühe (Instantpulver)
100 g Konjak-Nudeln (z.B. Fettuccine)
etwas Zitronensaft
Salz, Pfeffer
Chilipulver

Eine beschichtete Pfanne mit Rapsöl auspinseln, die Gemüse mit der Schalottewürfel darin kurz anschwitzen. Alles mit dem Currypulver bestäuben und mit Kokosmilch auffüllen, das Pulver der Gemüsebrühe dazugeben.15 Minuten mit Deckel kochen lassen und dann mit Zitronensaft, Salz, Pfeffer und Chilipulver abschmecken. Die Konjak-Nudeln abspülen, abtropfen und in der Sauce 3 Minuten ziehen lassen.

Die Wundernudel: Konjak- oder Shiritaki-Nudeln

Diese Nudeln erleben in der letzten Zeit einen echten Hype. Das ist bei so vielen positiven Eigenschaften nicht verwunderlich. Die Konjak-Nudeln haben pro 100 g nur 8 kcal und sind damit fast kalorienfrei! Weizennudeln hingegen haben pro 100 g gekochte Nudeln 137 kcal. Zusätzlich ergaben verschiedene Untersuchungen, dass der darin enthaltene Ballaststoff Glucomannan die Darmgesundheit fördert (siehe Artikel in Zentrum für Gesundheit).
www.zentrum-der-gesundheit.de
Anhänger der Low-Carb Bewegung dürfen sich auch freuen, die Nudel ist frei von verwertbaren Kohlenhydraten. Der Grundstoff für die Konjak-Nudeln wird aus der Konjakwurzel gewonnen. Es gibt verschiedene Anbieter auf dem deutschen Markt, aber meines Wissens hat es nur ein Produzent geschafft, Nudeln herzustellen, die einen neutralen Geruch haben, denn normalerweise riecht die Konjak-Nudel leicht nach Fisch. Verdanken haben wir das Sonja Zuber von der Firma Duotrade. Sie vertreibt ihr Produkt unter dem Markennamen "Konjak". konjak-shop.com

10782355R00063

Printed in Germany
by Amazon Distribution
GmbH, Leipzig